医药高等职业教育新形态教材

常见疾病预防与保健

（供健康管理专业用）

主　编　郑　丹

副主编　吴华平　朱　娟

编　者　（以姓氏笔画为序）

成　艳（盐城市第三人民医院）

朱　娟（江苏医药职业学院）

吴华平（江苏医药职业学院）

辛有为（江苏医药职业学院）

陈　曦（盐城市第一人民医院）

郑　丹（江苏医药职业学院）

赵　跃（江苏医药职业学院）

施阳宁（江苏医药职业学院）

秦　阳（江苏医药职业学院）

栾海丽（江苏医药职业学院）

曹　雪（江苏医药职业学院）

裴小芹（盐城市第三人民医院）

中国健康传媒集团
中国医药科技出版社

内容提要

本教材是根据常见疾病预防与保健课程标准的基本要求和课程特点编写而成，内容上涵盖呼吸、循环、消化、泌尿、内分泌及代谢、神经、运动7大系统相关内容。本教材内容上以“必需、够用”为度，体现健康管理专业核心课程内容和以“学生为中心”的编写理念，展现大健康体系的开创性和实用性，强化课程思政，体现教材“思政内涵”。本教材为书网融合教材，即纸质教材有机融合电子教材、教学配套资源（PPT、微课、视频、图片等），使教学资源更加多样化、立体化，有助学习者理解掌握相关知识，并及时考查学习效果。

本教材主要供高等职业院校健康管理专业师生教学使用，也可作为从事健康管理与服务行业人员的培训、自学的参考用书。

图书在版编目（CIP）数据

常见疾病预防与保健/郑丹主编.—北京：中国医药科技出版社，2023.12
医药高等职业教育新形态教材
ISBN 978-7-5214-4335-6

Ⅰ.①常…　Ⅱ.①郑…　Ⅲ.①常见病-防治-高等职业教育-教材　Ⅳ.①R4

中国国家版本馆CIP数据核字（2023）第236157号

美术编辑　陈君杞
版式设计　友全图文

出版　**中国健康传媒集团** | 中国医药科技出版社
地址　北京市海淀区文慧园北路甲22号
邮编　100082
电话　发行：010-62227427　邮购：010-62236938
网址　www.cmstp.com
规格　787×1092mm $^{1}/_{16}$
印张　12 $^{1}/_{2}$
字数　257千字
版次　2023年12月第1版
印次　2023年12月第1次印刷
印刷　北京印刷集团有限责任公司
经销　全国各地新华书店
书号　ISBN 978-7-5214-4335-6
定价　58.00元

医药高等职业教育新形态教材

建设指导委员会

前言

常见疾病预防与保健是一门研究各系统常见病、慢性病发生、发展规律，并指导照护对象进行预防与保健，以维护其身心健康、提高生活质量的综合应用性学科。在健康管理专业课程体系中，该课程属于专业核心课程之一。

本教材围绕“实施健康中国战略”，根据我国居民疾病谱排序分析报告，重构课程体系，进行相应内容的编排和书写。同时，为满足社会发展和职业教育不断发展需要，在教材编写时，以世界技能大赛健康和社会照护项目技术文件、健康照护师职业任务、学生毕业后从事岗位的能力需求等为依据，实现“课岗赛证”四位一体融通教材，力求培养具有职业核心能力的高素质应用复合型人才。

本教材在编写时对模块进行了精心设计：①各项目设有“学习目标”，明确每个项目需要掌握的知识点和技能；②“案例导入”模块通过引入临床案例，以解决问题为切入点进行导学，激发学生的学习兴趣，培养学生的临床思维和解决问题的能力；③强化课程思政，部分项目设有“思政导学”模块，传递知识和技能的同时，将素质目标与要求有机融合，以培养有温度、有情怀的健康守护者；④每个任务设有“知识巩固”模块，用于检验学生的学习效果，为巩固课堂学习内容提供帮助。

本教材由郑丹担任主编，具体编写分工如下：项目一由吴华平、曹雪编写；项目二由郑丹、栾海丽编写；项目三由施阳宁、辛有为编写；项目四由秦阳编写；项目五由成艳、朱娟、赵跃编写；项目六由裴小琴、辛有为编写；项目七由陈曦、曹雪编写。

本教材在编写过程中借鉴、参考了一些国内外相关教材、图书的观点，在编写过程中得到编者所在单位、临床行业专家和同行们的支持和帮助，在此一并表示衷心感谢。

书中难免仍有疏漏与不足之处，恳请同行专家及广大读者，提出批评与建议，以便我们修订时改正。

编　者

2023年9月

目 录

项目一　呼吸系统常见疾病的预防与保健

学习目标

知识目标

1.掌握呼吸系统常见疾病的临床表现、治疗要点、预防及保健。

2.熟悉呼吸系统常见疾病的病因。

3.了解呼吸系统常见疾病的概念。

技能目标

1.能够指导照护对象预防呼吸系统常见疾病并给予保健指导。

2.学会测量体温、呼吸、脉搏；学会使用雾化吸入器、制氧机、峰流速仪、气雾剂；能够指导有效咳嗽、呼吸功能锻炼。

素质目标

1.培养敬佑生命、救死扶伤、甘于奉献、大爱无疆的医者精神。

2.培养职业素养，激发创新思维意识，提高创新能力。

任务一　急性上呼吸道感染

PPT

案例导入

案例：病人，男，21岁，因午后淋雨受凉，晚间开始畏寒，随后出现发热，测体温38.8℃；次日晨出现咽部痒痛、干咳、鼻塞、流少许清水鼻涕。发病以来精神差，乏力，睡眠不佳，大小便正常。

问题：1.病人目前存在的主要问题是什么？

2.应该如何解决？

急性上呼吸道感染（acute upper respiratory infection）是包括鼻腔、咽或喉部急性炎症的总称，简称上感。常见病原体是病毒，少数是细菌，有一定传染性，通常预后良好。本病发病无年龄、性别、职业及地区差异，免疫力低下者易感。全年皆可发病，但冬春季节多发，多散发，气候突变时可引起小规模流行。可通过呼吸道、接触传播。致病的病原体种类繁多，机体感染后对其产生的免疫力较弱，不同亚型间无交叉免疫，故可多次反复发病。

【病因】

急性上呼吸道感染70%~80%由病毒引起，主要包括鼻病毒、流感病毒、副流感病毒、冠状病毒、呼吸道合胞病毒、腺病毒、埃可病毒、柯萨奇病毒和麻疹病毒等。细菌引起者占20%~30%，可直接发生或继发于病毒感染后，口腔定植菌溶血性链球菌最多见。传播途径和人群易感性也决定了接触病原体后发病与否，当机体或呼吸道局部防御力降低时（如淋雨、受凉、过度疲劳或气候突变等），致病原已存在或从外界侵入的病毒或细菌迅速繁殖引起本病。

【临床表现】

（一）症状、体征

1.普通感冒 俗称“伤风”，又称急性鼻炎或上呼吸道卡他，由病毒感染所致。急性起病，早期症状以鼻部卡他症状为主，可有喷嚏、鼻塞、流清水样鼻涕；2~3天后变稠涕，可伴咽痛、呼吸不畅、流泪、声嘶、味觉迟钝等，有时由于咽鼓管炎可出现听力减退。严重者有发热、轻度畏寒和头痛等。如无并发症，一般5~7天可痊愈。体检可见鼻腔黏膜充血、水肿、有分泌物及咽部轻度充血。

2.急性病毒性咽炎和喉炎 急性病毒性咽炎由鼻病毒、流感病毒、副流感病毒、腺病毒及呼吸道合胞病毒等引起，以咽痒和灼热感为特征，咽痛不明显，咳嗽少见。急性病毒性喉炎多由流感病毒、副流感病毒及腺病毒等引起，以明显声嘶、说话困难、咳嗽伴咽痛为特征，可伴发热。体检可见咽喉部充血、水肿，局部淋巴结轻度肿大伴触痛，有时可闻及喉部喘息声。

3.急性疱疹性咽峡炎 好发于夏季，儿童多见，由柯萨奇病毒A所致。临床表现为明显咽痛和发热，病程约1周左右。体检可见咽部充血，软腭、咽、悬雍垂与扁桃体表面有白色疱疹及浅溃疡，周围有红晕。

4.急性咽结膜炎 好发于夏季，常由游泳传播，儿童多见，常由腺病毒及柯萨奇病毒等引起。临床表现为发热、咽痛、畏光、流泪等，病程为4~6天。体检可见咽及结膜明显充血。

5.急性咽-扁桃体炎 病原体多是溶血性链球菌，其次是流感嗜血杆菌、葡萄球菌和肺炎链球菌等。起病急，表现为明显咽痛、发热、畏寒，体温可达39℃以上。体检可见咽部充血明显，扁桃体充血、肿大，表面有黄色脓性分泌物，颌下淋巴结肿大、压痛。

（二）并发症

少数病人可并发急性鼻窦炎、气管-支气管炎及中耳炎、淋巴结炎。以咽炎为主要表现的上呼吸道感染，部分病人可继发溶血性链球菌所致的风湿热、肾小球肾炎，少数病人可并发病毒性心肌炎。

（三）诊断要点

根据鼻咽部症状、体征，结合血常规及胸部X线检查可作出临床诊断。必要时借助病毒分离、病毒特异抗原及其基因检测或细菌培养等明确病原体。在排除过敏性鼻炎、流行性感冒、急性气管–支气管炎及急性传染病前驱症状等疾病的前提下确诊。

【治疗要点】

目前尚无特效药物，以对症治疗为主、辅以中医治疗，同时注意休息、适当补充水分、保持室内空气流通、并防止继发细菌感染。

（一）病因治疗

普通感冒不必使用抗生素，如有细菌感染证据，可尝试经验性选用头孢菌素、大环内酯类等口服抗菌药物。无发热、免疫功能正常、发病在2天之内的病毒感染者一般无需使用抗病毒药物，而免疫缺陷的病毒感染者，可早期常规使用抗病毒药物。广谱抗病毒药利巴韦林对流感病毒、副流感病毒及呼吸道合胞病毒等均有较强的抑制作用，可缩短病程。

（二）对症治疗

头痛、发热、全身肌肉酸痛者给予解热镇痛药。急性咳嗽、咽干者可给予麻黄碱减轻鼻部充血，也可局部滴鼻；咽痛病人可口含清咽滴丸等。干咳明显者可用喷托维林等镇咳药。

（三）中医治疗

可辨证用清热解毒或辛温解表及有抗病毒作用的中药，如板蓝根、小柴胡冲剂等，能改善症状以缩短病程。

【预防与保健】

（一）预防

1.急性上呼吸道感染的病原体主要为鼻病毒、流感病毒、副流感病毒、呼吸道合胞病毒、冠状病毒、腺病毒及柯萨奇病毒等，细菌以溶血性链球菌、流感嗜血杆菌、肺炎链球菌和葡萄球菌等多见，当人体呼吸道局部的防御功能低下时，病毒和细菌通过飞沫或由鼻、咽、眼结膜表面的传染物经手传染，发病与年龄、体质和环境相关。所以增强机体自身抗病能力是预防急性上呼吸道感染最好的办法。

2.坚持有规律地锻炼身体，如坚持冷水浴、慢跑、晨起户外散步、打太极拳、做操或爬山等，可提高机体预防疾病能力及对寒冷的适应能力。衣服切勿骤增或骤减，做好防寒工作，避免发病诱因。

3.起居有常，生活要有规律，避免过劳，特别是晚上工作不要过度；尽量保持室温相对恒定，早晨起床后和晚上临睡前，打开门窗通风换气1次，保持室内空气新鲜；要吃好早餐，体内产生足够的热量可增加御寒能力；养成良好的卫生习惯，吃食物之前，一定要先把手洗干净。

4.在感冒流行或多发期间，尽量减少外出和到人口密集的场所，更不要带体弱多病的人（如孩子）到公共场所去，也不要到别人家串门，以防止传染。必要时可戴口罩，防止交叉感染。

（二）保健

1.生活保健

（1）居住环境　每日早晚用食醋在屋内各熏蒸1次，每次不少于15分钟。

（2）饮食　富于营养、易于消化，多吃蔬菜水果，鼓励病人多饮水，3000ml/d。

2.中医养生

（1）拔罐　在大椎穴拔火罐，留5~10分钟起罐，以病人自觉症状消失决定次数，主治风热感冒。

（2）穴位贴敷　将豆豉15g研成细末，葱白连须6个打烂成泥，加入面粉10g，上药分成2份，每份另加生姜1片、蛋清1个，用大蒜汁将诸药搅拌成团，敷太渊、经渠、列缺、外关、内关、阳池、大陵、劳宫穴。先敷一侧，外以纱布固定，12小时更换另一侧。

（3）按摩　先点按合谷、大椎、风池穴各半分钟，再提拿肩井穴数次，然后用两根拇指在面部推印堂、推眉弓，揉按太阳穴数次。

案例分析

1.病人因淋雨受凉后出现急性上呼吸道感染，目前出现发热、咽部痒痛、干咳、鼻塞、流少许清水鼻涕、精神差等表现，考虑其发生了急性上呼吸道感染。

2.建议病人立即就医，在医生的指导下以对症治疗为主、辅以中医治疗，同时注意休息，适当补充水分，保持室内空气流通，并防止继发细菌感染。

知识巩固

参考答案

一、单选题

1.上呼吸道感染的病原体大多为（　）

A.病毒　B.溶血性链球菌　C.流感嗜血杆菌
D.肺炎球菌　E.葡萄球菌

2.急性上呼吸道感染最主要的治疗措施是（　）

A.对症治疗　B.抗生素治疗　C.中医药治疗

D.预防并发症　　　　E.加强锻炼，增强抗病能力

3.关于急性上呼吸道感染的保健指导，不正确的一项是(　　)

A.注意锻炼身体

B.感冒流行季节尽可能少去公共场所

C.接触病人时注意床边隔离，以防交互感染

D.室内可用食醋加热熏蒸

E.增强机体耐寒能力

4.李女士的母亲患急性上呼吸道感染，由李小姐照顾。为防止交互感染，李女士首先应做到(　　)

A.多休息　　　　B.多饮水　　　　C.中医中药预防

D.室内食醋熏蒸　　　　E.呼吸道隔离

二、多选题

1.关于急性上呼吸道感染，下列正确的是(　　)

A.常见病原体为病毒

B.是鼻腔、咽或喉部急性炎症的概称

C.一般病情较轻，病程较短

D.具有一定传染性

E.发病率低

2.在急性上呼吸道感染发病期间，以下注意事项正确的是(　　)

A.戒烟　　　　B.休息　　　　C.多饮水

D.多运动提高免疫力　　　　E.保持室内空气流通

三、简答题

关于急性上呼吸道感染的健康指导，应做到哪几个方面？

技能训练

操作项目　测量体温、呼吸、脉搏

操作流程	技术要求
准备	1.操作者　着装整齐，修剪指甲，洗手，戴口罩。 2.照护对象　取舒适体位，保持安静，如遇情绪激动、剧痛或剧烈运动或饮热水后，应让照护对象休息15分钟。 3.环境　室内安静整洁，温、湿度适宜，光线明亮，空气清新。 4.用物　体温表、计时器、记录单、笔、免洗手消。
沟通 评估 解释	1.沟通 （1）问好、自我介绍、友好微笑、称呼恰当、举止得体、礼貌用语，选择合适话题，自然开启话题等。 （2）采用有效方法核对照护对象基本信息。
	2.评估 （1）询问照护对象病情、营养状况、意识状态、年龄、合作程度。 （2）照护对象30分钟内有无进食、冷热饮、行冷热敷、沐浴、剧烈活动、情绪激动、使用兴奋剂（如浓茶、咖啡）、使用镇静剂或洋地黄类药物等。 （3）被测量部位有无创伤、手术、炎症，被测量肢体有无偏瘫、功能障碍、皮肤有无损伤等。
	3.解释 （1）为照护对象介绍照护任务、任务目的、操作时间、关键步骤。 （2）介绍需要照护对象注意和（或）配合的内容。
	4.询问照护对象对沟通解释过程是否存在疑问，并且愿意配合。 5.询问照护对象有无其他需求，环境和体位等是否舒适，询问照护对象是否可开始操作。
流程	1.测量体温　按要求放置体温计，计时。 （1）测腋温　擦干照护对象腋下的汗液，将体温计水银端放于照护对象腋窝深处并贴紧皮肤，协助照护对象屈臂过胸夹紧，防止滑脱。测量时间10分钟。 （2）测口温　将水银端斜放于照护对象舌下热窝，闭紧口唇，用鼻呼吸，测量时间3分钟。 （3）测肛温　先在肛表前端涂润滑剂，将肛温计的水银端轻轻插入肛门3~4厘米，测量时间3分钟，并用卫生纸擦净肛门。 2.测量脉搏 （1）以示指、中指、无名指的指端按压桡动脉，力度适中，以能感觉到脉搏搏动为宜。 （2）一般照护对象可以测量30秒，脉搏异常者，测量1分钟，核实后报告医师。 3.测量呼吸 （1）将手放至照护对象的诊脉部位似诊脉状，观察照护对象的胸腹部，一起一伏为一次呼吸，测量30秒。 （2）危重对象呼吸不易观察时，用少许棉絮置于照护对象鼻孔前，观察棉花吹动情况，计数1分钟。 4.告知照护对象体温、脉搏、呼吸次数；整理用物，洗手，记录。

续表

操作流程	技术要求
注意事项	1.婴幼儿、意识不清或不合作的照护对象测量体温时，操作者应当守护在其身旁。 2.发现体温和病情不符时，应当复测体温；测呼吸时不需要告诉照护对象。 3.极度消瘦的照护对象不宜测腋温；呼吸不规律的照护对象及婴儿应当测量1分钟。 4.如照护对象不慎咬破汞温度计，应当立即清除口腔内玻璃碎片，再口服蛋清或牛奶延缓汞的吸收。若病情允许，服富含纤维素食物以促进汞的排泄。 5.脉搏短绌者，需要2人同时测量1分钟，即一名测脉搏，另一名听心率。
评价	1.尊重照护对象，沟通语言恰当，照护对象出现不良情绪，及时给予心理疏导。 2.动作轻柔，最大限度地做到照护对象的安全防护及隐私保护，测量结果准确。

操作项目　雾化吸入

操作流程	技术要求
准备	1.操作者　着装整齐，修剪指甲，洗手，戴口罩。 2.照护对象　取舒适卧位。 3.环境　室内安静整洁，温、湿度适宜，光线明亮，空气清新。 4.用物　超声雾化器1套（性能完好）、一次性雾化管2条、一次性注射器20ml 1个、一次性垫单、冷蒸馏水、药液（已配好）、记录单、笔、免洗手消。
沟通 评估 解释	1.沟通 （1）问好、自我介绍、友好微笑、称呼恰当、举止得体、礼貌用语，选择合适话题，自然开启话题等。 （2）采用有效方法核对照护对象基本信息。
	2.评估 （1）评估照护对象病情、意识状态、过敏史等。 （2）照护对象对雾化吸入的认识、自行咳痰及合作程度等。 （3）照护对象的呼吸道是否感染、通畅（急性肺水肿禁用），照护对象面部及口腔黏膜状况，如有无感染、溃疡等。
	3.解释 （1）为照护对象介绍照护任务、任务目的、操作时间、关键步骤。 （2）介绍需要照护对象注意和（或）配合的内容。
	4.询问照护对象对沟通解释过程是否存在疑问，并且愿意配合。 5.询问照护对象有无其他需求，环境和体位等是否舒适，询问照护对象是否可开始操作。
流程	1.核对房间号、床号、姓名无误。 2.将超声雾化吸入器与各附件连接，在水槽内加入冷蒸馏水至浮标浮起，要求浸没雾化罐底部的透声膜。 3.核对用药，将药液稀释至30~50ml后加入雾化罐内，检查无漏水后，将雾化罐放入水槽内，盖好水槽罐。 4.连接口含嘴（或面罩），将雾化器放在床头桌上，接通雾化器电源，打开电源开关，预热三分钟。 5.摇高床头45°，协助取半卧位，毛巾围于颌下，协助漱口。

续表

操作流程	技术要求
流程	6.打开雾化开关，调节雾量，设定时间。 7.雾气喷出后，协助照护对象将口含嘴放入口中或将面罩放置好（使用面罩时将面罩覆盖口鼻），指导照护对象用嘴做深而慢地吸气，用鼻呼气。 8.观察照护对象吸入药液后的反应及效果，如出现呼吸困难、发绀、疲劳时，可先关闭雾化器，休息片刻后再继续进行，如出现异常，即刻停止并报告医生。 9.吸入完毕，取下口含嘴（或面罩）。先关闭雾化开关，再关闭电源开关，以免电子元件损坏。 10.帮助翻身、叩背排痰；协助照护对象漱口，用毛巾擦干照护对象面部。 11.协助照护对象采取舒适体位。 12.整理用物，洗手，记录。
注意事项	1.观察照护对象吸入药物后的反应和效果。 2.治疗前先将痰液咳出或吸尽，以免妨碍雾滴深入。 3.治疗时嘱照护对象进行慢而深的呼吸，吸气未稍停片刻，使雾滴吸入更深。 4.面罩、雾化管一人一套，防止交叉感染。
评价	1.尊重照护对象，沟通语言恰当，照护对象出现不良情绪，及时给予心理疏导。 2.操作过程规范、安全，达到预期目的。

任务二 肺 炎

PPT

案例导入

案例：病人，男，25岁，因2天前剧烈运动后冲凉水澡，继发高热（40.8℃），全身酸痛不适，在当地医院诊断为“上呼吸道感染”并给予对症治疗（具体不详），当晚开始出现畏寒，上述症状稍减轻；昨日开始咳嗽，咳铁锈色痰，右侧胸痛，口唇出现疱疹。

问题：1.病人目前存在的主要问题是什么？

2.应该如何解决？

肺炎（pneumonia）指肺泡、终末气道和肺间质的炎症，可由病原微生物、理化因素、免疫损伤、过敏及药物所致。最常见的肺炎是细菌性肺炎，也是最常见的感染性疾病之一。

【病因】

近年来肺炎的发病率和病死率居高不下，甚至有上升趋势，其原因与社会人口老龄化、吸烟、伴有基础疾病和免疫功能低下、病原体变迁、医院获得性肺炎发病率增高、病原学诊断困难、不合理使用抗生素导致细菌耐药性增加（尤其是多耐药病原体增加）等有关。

1.细菌性肺炎 最常见，可由肺炎链球菌、金黄色葡萄球菌、甲型溶血性链球菌等流感嗜血杆菌、大肠埃希菌等细菌引起，但以肺炎链球菌占大多数。

2.病毒性肺炎 由冠状病毒、腺病毒、呼吸道合胞病毒、麻疹病毒、流感病毒、巨细胞病毒等引起。

3.非典型病原体所致肺炎 由支原体、衣原体和军团菌等引起。

4.肺真菌病 由白色念珠菌、曲菌、隐球菌、肺孢子菌等引起。

5.其他病原体所致肺炎 由立克次体、弓形虫（如鼠弓形虫）、原虫（如卡氏肺囊虫）、寄生虫（如肺吸虫、肺血吸虫）等引起。

6.理化因素所致肺炎 放射性损伤可引起放射性肺炎；胃酸吸入可引起化学性肺炎，对吸入或内源性脂类物质产生炎症反应的类脂性肺炎等。

【临床表现】

（一）症状、体征

1.症状 咳嗽、咳痰，或原有呼吸道症状加重，甚至出现脓性痰或脓血，伴或不伴胸痛。病人多数有发热。病变范围大者可出现呼吸困难、呼吸窘迫。严重者可出现神志和血压改变，甚至休克。

2.体征 显肺部异常体征，重症者可出现呼吸频率加快、鼻翼扇动、三凹征或发绀。肺实变者出现叩诊浊音、触觉语颤增强和支气管呼吸音等，部分可闻及湿啰音。并发胸腔积液者，患侧胸部叩诊浊音、触觉语颤增强、呼吸音减弱。

(二)并发症

感染性休克、呼吸衰竭、胸膜炎、脓胸、肺脓肿、脑膜炎和关节炎等。

(三)诊断要点

病人有咳嗽、咳痰、发热和(或)呼吸困难，肺部叩诊浊音、触觉语颤增强、呼吸音减弱和湿啰音等症状体征，血常规示白细胞计数和中性粒细胞增高，胸部X线呈肺叶、段分布的炎性浸润影，即可诊断。

【治疗要点】

(一)病因治疗

抗感染治疗为最关键的环节。一旦怀疑为肺炎，应立即给予抗生素。初始采取经验性选择抗生素，初始治疗后根据病原学的培养结果、临床表现及药物敏感试验，给予敏感的抗生素治疗。抗生素治疗后48~72小时应对病情进行评价。

(二)对症治疗

对症治疗包括祛痰、降温、吸氧，维持水、电解质和酸碱平衡，改善营养并加强机体免疫功能等治疗。

(三)预防并及时处理并发症治疗

肺炎球菌肺炎、葡萄球菌肺炎、革兰阴性杆菌肺炎等引起严重败血症或毒血症可并发感染性休克，应及时给予抗休克治疗。并发肺脓肿、呼吸衰竭等应给予相应治疗。

(四)中医治疗

可以口服中成药，如急支糖浆、蜜炼川贝枇杷膏、强力枇杷露、肺力咳合剂等清热化痰药物。

【预防与保健】

(一)预防

1.坚持有规律地锻炼身体，加强体育锻炼，增强体质，如坚持慢跑、晨起户外散步、打太极拳、做操或爬山等，可提高机体预防疾病能力。衣服切勿骤增或骤减，做好防寒工作，避免淋雨、受寒、醉酒、吸烟等发病诱因。

2.起居有常，生活要有规律，注意休息，劳逸结合，避免熬夜。易感人群如年老体弱、慢性病、长期卧床病人应注意经常改变体位、翻身、拍背，及时清除、咳出气道内痰液。

3.在感冒流行或多发期间，尽量减少外出和到人口密集的场所，以防止传染。必要时可戴口罩，防止交叉感染。

（二）保健

1.生活保健

（1）休息　高热病人卧床休息，以减少氧耗量，缓解头痛、肌肉酸痛等症状。尽可能保持病室安静并维持适宜的温、湿度。

（2）饮食　给予足够热量、蛋白质和富含维生素的流质或半流质饮食，以补充因发热引起的营养物质消耗。鼓励病人多饮水，每天1000~2000ml，以保证足够的摄入量并利于稀释痰液。

2.中医养生

（1）熏艾　燃适量艾绒、艾条（艾叶）熏室内外，熏时室内适当密闭，1~2天熏一次，每次约1小时。

（2）足浴　紫苏叶足浴方：紫苏叶60g，将苏叶连煮3次，去渣取汁，混匀足浴。每日1次，15~30分钟。

（3）穴位按摩　可按摩风池、曲池、内关、合谷、足三里、阴陵泉、三阴交等穴位进行保健，按摩顺序为从上到下，每个穴位每次按摩3~5分钟为宜。

案例分析

1.病人2天前因冲凉水澡，出现高热，全身酸痛不适，当晚开始出现畏寒；昨日开始咳嗽，咳铁锈色痰，右侧胸痛，口唇出现疱疹，考虑病人患上肺炎。

2.根据病人的情况，建议他立即就医，在医生的指导下以抗感染治疗为主，以祛痰、降温、吸氧、改善营养并加强机体免疫功能等治疗为辅，同时注意预防并及时处理并发症，指导病人注意卧床休息，多饮水，给予足够热量、蛋白质和富含维生素的流质或半流质饮食、保持室内空气流通。

知识巩固

参考答案

一、单选题

1.肺炎发病中最常见的原因是（　）

A.细菌　　B.病毒　　C.支原体

D.真菌　　E.立克次体

2.在冬季天气变化剧烈的时候，预防肺炎发生的重点关注人群是(　　)

A.有哮喘病史的病人　　B.有冠心病史的病人

C.有慢性阻塞性肺疾病史的病人　　D.有高血压病史的病人

E.有糖尿病的病人

3.病人，男，71岁，体质较弱，经抗感染及一般对症治疗，未有明显好转，为防止发生感染性休克，应密切观察(　　)

A.肺部体征变化　　B.体温变化　　C.呼吸系统症状变化

D.血压变化　　E.血液白细胞变化

4.病人，男，60岁，慢性阻塞性肺疾病病史。近年来多次在冬季发生肺炎，为减少患病概率，可以嘱病人在易发病季节(　　)

A.注射免疫球蛋白　　B.接种卡介苗　　C.接种流感疫苗

D.服用抗生素　　E.在家中不要外出

二、多选题

1.肺炎病人出现高热，其饮食原则包括(　　)

A.高热量　　B.高蛋白　　C.高脂肪

D.高维生素　　E.多饮水

2.病人，男，26岁。因受凉导致肺炎入院，在治疗过程中病情加重，出冷汗、四肢厥冷、少尿或无尿及意识模糊，血压75/50mmHg，考虑出现了中毒型肺炎，对该病人护理措施正确的是(　　)

A.仰卧中凹位　　B.常规吸氧　　C.热水袋保暖

D.观察每小时尿量　　E.每15分钟测血压、脉搏1次

三、简答题

关于肺炎的健康指导，应做到哪几个方面?

技能训练

操作项目　制氧机的使用

操作流程	技术要求
准备	1.操作者　着装整齐，修剪指甲，洗手，戴口罩。 2.照护对象　取舒适体位。 3.环境　室内安静整洁，温、湿度适宜，光线明亮，空气清新。 4.用物　制氧机、吸氧管、面纸、记录单、笔、免洗手消。
沟通 评估 解释	1.沟通 (1)问好、自我介绍、友好微笑、称呼恰当、举止得体、礼貌用语，选择合适话题，自然开启话题等。 (2)采用有效方法核对照护对象基本信息。
	2.评估 (1)照护对象的心理状态、合作程度、进餐准备情况。 (2)评估照护对象状况，选择合适的吸氧方式。
	3.解释 (1)为照护对象介绍照护任务、任务目的、操作时间、关键步骤。 (2)介绍需要照护对象注意和(或)配合的内容。
	4.询问照护对象对沟通解释过程是否存在疑问，并且愿意配合。 5.询问照护对象有无其他需求，环境和体位等是否舒适，询问照护对象是否可开始操作。
流程	1.开机 (1)打开透明罩，旋下湿化瓶。 (2)加入纯净水，至两个线之间。 (3)轻轻旋紧湿化瓶，关上透明罩。 (4)插上电源，打开开关。 2.吸氧操作 (1)旋转流量调节旋钮，至所需流量(读数以黑色浮子中心为准)，同时湿化瓶中应有气泡冒出。 (2)连接吸氧管到输氧口，另一端佩戴好后，即可吸氧。 3.关机 (1)先从面板输氧处拔下吸氧管。 (2)关闭电源开关。 (3)再拔下电源插头。
注意事项	1.使用制氧机时要避开明火，避免发生火灾，放置平稳。 2.在没有安装过滤器和滤网的情况下禁止开机。 3.清理制氧机、过滤器等或更换保险时切记切断电源。 4.湿化瓶中的水位不宜太高(水位以瓶体的一半为宜)，否则瓶中的水易溢出或进入吸氧管。制氧机开启工作时，切勿使流量计浮球置于零位上。

续表

操作流程	技术要求
注意事项	5.制氧机较长时间不用时，请切断电源，倒掉湿化瓶中的水，制氧机表面擦拭干净，用塑料罩罩好，严禁横放、倒置、潮湿或阳光直射。 6.用制氧机灌装氧气袋时要特别注意，氧气袋灌满后一定要先拔掉氧气袋插管后，再关闭制氧机开关，否则易造成湿化瓶的水负压反吸进入制氧机，造成制氧机故障。
评价	1.尊重照护对象，沟通语言恰当，照护对象出现不良情绪，及时给予心理疏导。 2.动作轻柔、操作规范、安全。

任务三　慢性阻塞性肺疾病

PPT

案例导入

案例： 病人，男，65岁，于20余年前，每于秋冬寒冷季节或感冒后即出现咳嗽、咳白痰，无喘息，每次发作持续时间达3个月以上，夏季时病情好转稳定。近5年病情渐重，出现活动后胸闷、气短、乏力等症状，休息时可以缓解。10天前，因受凉"感冒"，感冒治愈后仍咳嗽、咳痰较重，咳黄痰，较黏稠，痰量较平日为多，且在夜间卧床休息和清晨起床时加重，自觉胸闷气短亦较前重，伴有上腹胀满。目前病人食欲减退，睡眠欠佳，体重无变化，大小便如常。经询问，病人16岁开始吸烟，5年前已戒，不饮酒，工作环境尚可。

问题： 1.病人目前存在的主要问题是什么？

2.应该如何解决？

慢性阻塞性肺疾病（chronic obstructive pulmonary disease，COPD）简称慢阻肺，是以持续气流受限为特征的可以预防和治疗的疾病，其气流受限多呈进行性发展，与气道和肺组织对香烟烟雾等有害气体或有害颗粒的异常慢性炎症反应有关。肺功能检查对确定气流受限有重要意义。在吸入支气管舒张药后，第一秒用力呼气容积（FEV）/用力肺活量（FVC）＜70%表明存在持续气流受限。

慢阻肺与慢性支气管炎（简称慢支）和肺气肿密切相关。慢支是指在除外慢性咳嗽的其他已知原因后，病人每年咳嗽、咳痰3个月以上并连续2年者。肺气肿是指肺部终末细支气管远端出现异常持久的扩张，并伴有肺泡壁和细支气管的破坏而无明显肺纤维化。当慢支、肺气肿病人肺功能检查出现持续气流受限并且不能完全可逆时，则诊断为慢阻肺。如病人只有慢支和（或）肺气肿，而无气流受限，则不能诊断为慢阻肺。

慢阻肺是呼吸系统疾病中的常见病和多发病，患病率和病死率均居高不下。由于肺功能进行性减退，严重影响病人的劳动力和生活质量，故造成了巨大的社会和经济负担。慢阻肺预后与病情轻重和是否合理治疗有关，积极治疗可延缓病情进展。

【病因】

本病的病因尚不完全清楚，可能是多种环境因素与机体自身因素长期相互作用的结果。

1.吸烟　为最重要的环境发病因素，吸烟者慢性支气管炎的患病率比不吸烟者高2~8倍。烟草中的焦油、尼古丁和氢氰酸等化学物质具有多种损伤效应，使气道净化能力下降、黏液分泌增多、气道阻力增加和诱发肺气肿形成等。

2.职业粉尘和化学物质　接触烟雾、变应原、工业废气及室内空气污染等浓度过高或时间过长时，均可能促进支气管炎发病。

3.空气污染 大气中的有害气体如二氧化硫、二氧化氮、氯气等使气道净化能力下降、黏液分泌增多，为细菌感染创造条件。

4.感染因素 病毒、支原体、细菌等感染是慢性支气管炎发生发展的重要原因之一。病毒感染以流感病毒、鼻病毒、腺病毒和呼吸道合胞病毒为常见。细菌感染常继发于病毒感染，常见病原体为肺炎链球菌、流感嗜血杆菌、卡他莫拉菌和葡萄球菌等。这些感染因素同样造成气管、支气管黏膜的损伤和慢性炎症。

5.其他因素 免疫功能紊乱、气道高反应性、年龄增大等机体因素和气候等环境因素均与慢性支气管炎的发生和发展有关。如老年人肾上腺皮质功能减退，细胞免疫功能下降，溶菌酶活性降低，从而容易造成呼吸道的反复感染。寒冷空气可以刺激腺体增加黏液分泌，纤毛运动减弱，黏膜血管收缩，局部血液循环障碍，易引起继发感染。

【临床表现】

（一）症状、体征

1.症状 本病起病缓慢，病程较长，反复急性发作，主要症状如下。

（1）慢性咳嗽 随着病程发展，咳嗽可终身不愈。晨间咳嗽明显，夜间有阵咳或伴排痰。

（2）咳痰 一般是白色黏液或浆液性泡沫痰，偶可带血丝，清晨排痰较多。急性发作伴有细菌感染时，痰量增多，可有脓性痰。

（3）气短或呼吸困难 早期在较剧烈活动时出现气短，之后逐渐加重，以致在日常活动甚至休息时也可感到气短，是慢阻肺的标志性症状。

（4）喘息和胸闷 部分病人尤其是重症病人或急性加重时可出现喘息。

（5）其他 晚期病人可出现体重下降、食欲减退等表现。

2.体征 早期可无异常体征，随着疾病进展可出现以下改变。

（1）视诊 桶状胸，表现为胸廓前后径增大，肋间隙增宽，剑突下胸骨下角增宽。部分病人呼吸变浅、频率增快，严重者可有缩唇呼吸等。

（2）触诊 双侧语颤减弱。

（3）叩诊 肺部呈过清音，心浊音界缩小，肺下界和肝浊音界下降。

（4）听诊 双肺呼吸音减弱、呼气相延长，部分病人可闻及干、湿啰音。

（二）并发症

可并发慢性呼吸衰竭、自发性气胸、慢性肺源性心脏病等。

（三）诊断要点

主要根据存在吸烟等高危因素史、临床症状、体征及肺功能检查等，并排除可引起相似症状和肺功能改变的其他疾病，综合分析以确定。肺功能检查见持续性气流受限，是慢阻肺诊断的必备条件，使用支气管舒张药后FEV/FVC＜70%为确定存在持续气流受限的界限。

1.病情严重程度评估　目前多主张对稳定期慢阻肺采用综合指标体系进行病情严重程度评估。

（1）症状评估　可采用改良版英国医学研究委员会呼吸困难问卷进行评估，具体见表1-1。

表1-1　呼吸困难问卷

分级	呼吸困难症状
0	剧烈活动时出现呼吸困难
1	当平地快走或上缓坡时出现呼吸困难
2	因呼吸困难，平地行走时比同龄人慢，或者需要停下来呼吸片刻
3	平地行走100m左右或数分钟后需要停下来喘气
4	因明显的呼吸困难而不能离开家，或者穿脱衣服即可出现呼吸困难

（2）肺功能评估　可使用慢性阻塞性肺疾病全球倡议（GOLD）分级：慢阻肺病人使用支气管舒张药后，FEV/FVC＜70%；再依据FEV，下降程度进行气流受限严重程度分级，见表1-2。

表1-2　慢阻肺的严重程度分级

分级	病人肺功能 FEV_1 占预计值的百分比（FEV%pred）
Ⅰ级：轻度	FEV%pred≥80%
Ⅱ级：中度	50%≤FEV%pred＜80%
Ⅲ级：重度	30%≤FEV%pred＜50%
Ⅳ级：极重度	FEV %pred＜30%

（3）急性加重风险评估　上一年发生2次或2次以上急性加重FEV%pred＜50%，皆提示以后急性加重的风险增加。

依据上述症状、肺功能变化及急性加重风险评估等在对病情严重程度进行综合评估时，还应注意病人的各种全身合并疾病，如心血管疾病、骨质疏松、焦虑和抑郁、肺癌、感染、代谢综合征和糖尿病等，治疗上予以兼顾。

2.病程分期慢阻肺的病程可依据病人症状和体征的变化分类

（1）急性加重期　指在疾病发展过程中，短期内出现咳嗽、咳痰、呼吸困难和（或）喘息比平时加重、痰量增多、呈脓性或黏液脓性痰，可伴发热等症状。

（2）稳定期　指病人咳嗽、咳痰、呼吸困难等症状稳定或较轻。

【治疗要点】

主要目的是减轻症状，延缓病情发展，缓解或阻止肺功能下降，改善病人的活动能力，提高生活质量，降低死亡率。

（一）非药物治疗

1.教育和劝导吸烟的病人戒烟 因职业或环境粉尘、刺激性气体所致者，应脱离污染环境。

2.长期家庭氧疗（LTOT） 可以对伴有慢性呼吸衰竭的慢阻肺病人的血流动力学、运动能力、肺生理和精神状态均产生有益影响，从而提高生活质量和生存率。使用指征：①$PaO_2 \leq 55mmHg$或$SaO_2 \leq 88\%$，有或没有高碳酸血症；②PaO55~60mmHg或$SaO_2 < 89\%$，并有心力衰竭、肺动脉高压所致的水肿或红细胞增多症。一般用鼻导管吸氧，氧流量为1~2L/min，每天持续吸氧10~15小时。

（二）药物治疗

支气管舒张药是现有控制症状的主要措施，可依据病情严重程度选用。短期按需用药以缓解症状，长期规律应用以减轻症状。

1.β肾上腺素受体激动剂 短效制剂如沙丁胺醇气雾剂、特布他林气雾剂等，每次100~200μg（1~2喷），定量吸入，疗效持续4~5小时，每24小时不超过8~12喷。长效β肾上腺素受体激动剂有沙美特罗、福莫特罗等，每日仅需吸入2次。

2.抗胆碱能药 短效制剂如异丙托溴铵气雾剂，定量吸入，起效较沙丁胺醇慢，持续6~8小时，每次40~80μg，每天3~4次。长效抗胆碱能药有噻托溴铵，每次吸入18μg，每天1次。

3.茶碱类 茶碱缓释或控释片，0.2g，每12小时1次；氨茶碱，0.1g，每日3次。

4.祛痰药 对痰不易咳出者可应用。常用药物有盐酸氨溴索，30mg，每日3次，*N*-乙酰半胱氨酸，0.2g，每日3次，或羧甲司坦，0.5g，每日3次。

5.糖皮质激素 对高风险（$FEV_1 < 50\%$预计值并有并发症或反复加重）的病人，有研究显示，长期吸入糖皮质激素与长效β肾上腺素受体激动剂的联合剂可增加运动耐量、减少急性加重发作频率并可提高生活质量。如沙美特罗加氟替卡松、福莫特罗加布地奈德。

（三）中医治疗

对于慢性阻塞性肺疾病来说，在急性期可以采用西药的吸入性药物以及抗感染治疗，缓解急性加重症状，在缓解期时采用补肺、健脾、补肾的方法，可以帮助病人提高免疫力，减少病人呼吸道疾病的发作，缓解症状，减少疾病的急性加重，延长病人反复发作的病程，达到减慢病人肺功能下降的目的。

【预防与保健】

（一）预防

1.防治原发病 对引起此病的原发病，如慢性支气管炎、支气管哮喘和矽肺等，要积极防治。此病由于肺功能受损害，影响身体健康及抵抗力，并且两者互为因果，所以，平时注意调养，增进身体健康及抵抗力，是改善肺功能的根本方法。

2.戒烟 应向慢性阻塞性肺疾病病人提供戒烟支持。戒烟是预防阻塞性肺气肿发生的重要措施，是保护肺功能的第一步。同时，戒烟也是目前最有效和最经济的治疗措施。戒烟1周后即可改善咳嗽、咳痰症状，远期症状恶化的趋势也得以延缓，生命得到延长。

3.改善居住环境 加强个人和居室卫生，保持室内通风换气，温度湿度要合适。寒冷的冬季空气较干燥，可在室内地面洒水或用加湿器以增加空气湿度。

4.加强体育锻炼

（1）耐寒锻炼 宜从夏季开始，以冷水洗面、洗脚，逐渐用冷水擦洗面、颈部，每日1~2次，每次5~10分钟。1个月后进而擦洗四肢乃至全身，并在阳光下做呼吸操。待天凉时也要坚持下去，并且由室内锻炼逐步过渡到室外活动。冬季锻炼时注意不要受寒。

（2）坚持慢跑 经常锻炼能保持和增强肺泡弹性，坚持慢跑锻炼，肺泡张开率就会大幅度提高，既保持肺泡的弹性，又延缓呼吸功能的衰老，使肺脏内气体交换充分，血液中氧气含量高，避免心脏代偿性肥大。

（3）呼吸功能锻炼 呼吸功能锻炼形式有多种多样。病人宜根据自己的喜好、身体状况选择。例如：①膈肌呼吸锻炼，做腹式呼吸，加强膈肌活动，做深缓呼吸，增进肺通换气量，缓解缺氧。②缩唇呼吸，闭嘴，平静用鼻吸气，默数1、2……然后将嘴唇缩成吹口哨状缓慢呼气，默数1、2、3、4……吸、呼气时间比为1∶2。尽量将气呼出，以改善通气。③医疗体育，定量行走或登梯练习，以提高耐力，增强肺功能，以病人不出现症状为度。

5.接种疫苗 健康老年人，或有慢性肝病、肾病、糖尿病、肺功能差的成年人，均应及时接种肺炎、流感和冠状病毒疫苗。

6.避免感染 感染是阻塞性肺气肿急性发作的主要原因，减少急性发作、有效快速控制感染是延缓阻塞性肺气肿病程的关键。常见的诱发因素有吸入变应原、有害粉尘、病毒、细菌、气候变化（受寒）、饮食、精神刺激等。其中最主要的是变应原、病毒、细菌感染。因此，一经确诊，就要采取有效的干预措施。

（二）保健

1.生活保健

（1）饮食 适当选用蛋白质含量较高又富含维生素的食品，如奶制品、蛋类、肉汁。平素饮食宜清淡，少食咸甜肥腻、辛辣食品，并要定时定量。多吃蔬菜水果，少食海鲜，如海虾、黄鱼、带鱼等，要戒酒戒烟。

（2）运动 根据病人体力，积极参加一些适当的体育活动。适合肺气肿病人的运动有慢跑、打太极拳、做柔软操、步行等。慢跑可增加肺活量和耐力，维持呼吸均匀，可吸入足够的氧气。打太极拳，做柔软操、步行等能增进身体健康。

（3）氧疗　通过氧疗可减少反复住院次数，增强心肺功能，延长病人生命。吸入的氧浓度不应太大，氧流量以1~2L/min为宜。病人入睡或锻炼时可适当增加1L/min的氧流量，以避免缺氧。

（4）心理　病人因患病时间较长、社会参与减少、经济收入降低等因素逐渐失去自信，容易产生焦虑、抑郁情绪，部分病人因此不愿意配合治疗，应帮助病人消除导致焦虑抑郁的原因，帮助病人树立信心。针对病人及家属对疾病的认知和态度及由此引起的心理、性格、生活方式等方面的改变，与病人和家属共同制定和实施康复计划，消除诱因、定期进行呼吸功能锻炼、坚持合理用药，减轻症状，增强战胜疾病的信心。

此外还需指导病人学会放松，教会病人缓解焦虑的方法，如听轻音乐、下棋、做游戏等，家属多陪伴，以分散其注意力，减轻焦虑、抑郁情绪。

2.中医养生

（1）按摩　每天坚持做保健按摩，对迎香穴（鼻翼两侧）、人中穴、风府穴（枕后正中凹陷处）、合谷穴，按逆时针方向各按摩60次。

（2）食疗　如绿豆粥可清肺化痰、降逆平喘，用于肺气肿咳嗽、咯痰色黄者的辅助治疗。虫草黄芪粥（冬虫夏草10g、黄芪30g、小米100g）有补肺健脾、益气平喘之功效，用于肺气肿、肺脾气虚证。

（3）针灸　针灸治疗慢阻肺主要提高肺功能，所谓扶阳气。慢阻肺也有咳嗽、哮喘或者气虚、呼吸不畅，针灸合谷、内关某些穴位可以帮助减轻症状。针灸治疗慢阻肺主要分两方面。①扶正气：可以针刺关元或者上脘、中脘，或者督脉、足太阳膀胱经上面肾俞、肺俞，扶正气。②祛邪气：也可以针刺合谷、少商止咳平喘。

案例分析

1.病人，65岁，于16岁开始吸烟，5年前才戒烟，烟龄长达50年，长时间吸烟为慢性阻塞性肺疾病的主要诱因。目前出现咳嗽、咳痰较重，咳黄痰，较黏稠，痰量较平日为多，且在夜间卧床休息和清晨起床时加重，自觉胸闷气短亦较前重，伴有上腹胀满，肺部已经发生不可逆的功能受损，考虑病人患上了慢性阻塞性肺疾病。

2.建议病人立即就医，在医生的指导下以用药治疗为主，辅以氧疗来减轻症状，延缓病情发展，缓解或阻止肺功能下降，同时鼓励病人对慢阻肺进行积极的预防和保健，从而提高生活质量。

参考答案

知识巩固

一、单选题

1. COPD患者的预防措施中，不宜采用的是（　）

A. 预防性使用抗生素　　B. 接种流感疫苗

C. 脱离过敏原　　D. 戒烟

E. 接种肺炎球菌疫苗

2. COPD急性加重期的治疗，最为主要的措施是（　）

A. 控制感染　　B. 菌苗注射　　C. 吸氧补液

D. 解痉平喘　　E. 止咳祛痰

3. 慢性阻塞性肺疾病，简称（　）

A. 支扩　　B. 慢支　　C. 哮喘

D. 肺心病　　E. 慢阻肺

4. 慢阻肺早期诊断的主要依据是（　）

A. 血气分析　　B. 心电图　　C. 肺通气功能

D. 胸片　　E. 胸部CT

5. 病人，男，77岁。咳嗽、咳痰20余年，加重伴气短1周。查体：T 36.8℃，双肺呼吸音减弱，语音震颤减弱，叩诊呈过清音。该病人的诊断是（　）

A. 慢性阻塞性肺疾病　　B. 肺源性心脏病

C. 气胸　　D. 支气管扩张

E. 肺炎

二、多选题

1. 病人，男，60岁，患慢性支气管炎8年，反复咳嗽咳痰，伴喘息。为提高病人呼吸功能，医生建议为病人做腹式呼吸训练，其指导方法错误的是（　）

A. 取侧卧位或平卧位　　B. 用鼻吸气用口呼气

C. 深呼缓吸　　D. 吸气时尽力收腹

E. 呼气时尽力挺腹

2. 下列对年老体弱的慢性阻塞性肺疾病病人的治疗，描述正确的是（　）

A. 急性发作期以抗感染治疗为主

B. 痰液黏稠时可雾化吸入

C. 剧烈咳嗽时可用强镇咳剂缓解病人的痛苦

D. 病情缓解后可做腹式呼吸和缩唇呼气训练

E. 应给予高蛋白质、高维生素饮食

三、简答题

关于慢性阻塞性肺疾病的健康指导，应做到哪几个方面？

技能训练

操作项目　指导有效咳嗽

操作流程	技术要求
准备	1.操作者　着装整齐，修剪指甲，洗手，戴口罩。 2.照护对象　取舒适体位。 3.环境　室内安静整洁，温、湿度适宜，光线明亮，空气清新。 4.用物　治疗盘、漱口杯、温开水、弯盘、记录单、笔、免洗手消。
沟通 评估 解释	1.沟通 （1）问好、自我介绍、友好微笑、称呼恰当、举止得体、礼貌用语，选择合适话题，自然开启话题等。 （2）采用有效方法核对照护对象基本信息。
	2.评估 （1）照护对象病情、意识状态、自理能力及合作程度。 （2）照护对象咳嗽能力、痰量、双肺呼吸音和痰鸣音，肢体活动能力，伤口、引流管等。
	3.解释 （1）为照护对象介绍照护任务、任务目的、操作时间、关键步骤。 （2）介绍需要照护对象注意和（或）配合的内容。
	4.询问照护对象对沟通解释过程是否存在疑问，并且愿意配合。 5.询问照护对象有无其他需求，环境和体位等是否舒适，询问照护对象是否可开始操作。
流程	1.协助照护对象取坐位或半卧位。 2.照护对象双腿屈膝，上身前倾，双手抱膝；必要时在胸部和膝部上置一软枕用两肋夹紧。 3.缓慢深呼吸数次后，深吸气至膈肌完全下降，屏气数秒，然后腹肌用力，做爆破性2~3次，将痰咳出，可循环做2~3次。 4.完毕协助照护对象漱口、清洁面部，取侧卧位休息。 5.整理用物，洗手，记录。
注意事项	1.注意保护胸、腹部伤口，严格掌握禁忌证。 2.根据照护对象体形、营养状况、耐受能力，合理选择排痰方式、时间、频率。 3.操作过程中密切观察照护对象意识及生命体征变化。
评价	1.尊重照护对象，沟通语言恰当，照护对象出现不良情绪，及时给予心理疏导。 2.动作轻柔，最大限度地做到照护对象的安全防护及隐私保护。

操作项目　呼吸功能锻炼

操作流程	技术要求
准备	1.操作者　着装整齐，修剪指甲，洗手，戴口罩。 2.照护对象　取舒适体位。 3.环境　室内安静整洁，温、湿度适宜，光线明亮，空气清新。 4.用物　蜡烛、记录单、笔、免洗手消。

续表

操作流程	技术要求
沟通 评估 解释	1.沟通 （1）问好、自我介绍、友好微笑、称呼恰当、举止得体、礼貌用语，选择合适话题，自然开启话题等。 （1）采用有效方法核对照护对象基本信息。
	2.评估 （1）照护对象病情、意识状态、自理能力及合作程度。 （2）照护对象呼吸频率、深度、节律、呼吸音及有无呼吸困难。 （3）照护对象肺功能测定结果。
	3.解释 （1）为照护对象介绍照护任务、任务目的、操作时间、关键步骤。 （2）介绍需要照护对象注意和（或）配合的内容。
	4.询问照护对象对沟通解释过程是否存在疑问，并且愿意配合。 5.询问照护对象有无其他需求，环境和体位等是否舒适，询问照护对象是否可开始操作。
流程	1.缩唇呼吸 （1）询问照护对象，取舒适体位。 （2）吸气时闭嘴经鼻吸气（深吸），呼气时口唇缩拢似吹口哨状，持续而缓慢地呼气，同时收缩腹部（缓呼）。 （3）吸气与呼气时间比是1∶2或1∶3。 （4）缩唇的程度与呼气流量：以能使距口唇15~20cm处、与口唇等高水平的蜡烛火焰随气流倾斜又不至于熄灭为宜。 （5）呼吸功能锻炼3~4次/日，每次重复8~10次。 2.腹式呼吸 （1）体位　取立位、平卧位或半卧位，全身肌肉放松，静息呼吸。 （2）两手安放部位　一手放前胸部，一手放上腹部，以感受自己的呼吸是否正确。 （3）吸气时经鼻缓慢吸入，膈肌最大程度下降，腹肌松弛，腹部凸起，手感到腹部向上抬起。呼气时经口呼出，腹肌收缩，膈肌松弛，膈肌随腹腔内压增加而上抬，推动肺部气体排出，手感到腹部下降。 （4）吸与呼之比是1∶2或1∶3。 （5）呼吸功能锻炼3~4次/日，每次重复8~10次。 3.协助照护对象采取舒适体位，预约下一次锻炼时间。 4.整理用物，洗手，记录。
注意事项	1.缩唇大小的程度由照护对象自行选择调整，不要过大也不要过小，有任何不适随时就医。 2.呼吸节律要留意缓慢深长，避开发生憋喘、憋气、支气管痉挛。 3.若有呼吸困难或胸闷这些不适病症，应当暂停练习，随时就医。
评价	1.尊重照护对象，沟通语言恰当，照护对象出现不良情绪，及时给予心理疏导。 2.锻炼方法正确、规范、熟练，照护对象有效的配合。

任务四　支气管哮喘

PPT

案例导入

案例： 病人，男，34岁，已婚，大专文化，企业销售人员。病人10余年前在受凉后或闻刺激性气味时出现反复发作性喘息，伴咳嗽、咳痰，痰为白色泡沫状，量多，无痰中带血，无胸痛，诊断为“支气管哮喘”。6天前病人受凉后再次出现咳嗽，咳白黏痰，喘息加重，间断口服氨茶碱片（具体用法用量不详）、频繁应用沙丁胺醇气雾剂，效果欠佳。病人既往无高血压、糖尿病、冠心病等病史，无食物及药物过敏史。吸烟15年，20支/日。病人自幼常发生喘息性支气管炎，其母患有支气管哮喘。妻子对病人很关心，有医疗保险，家庭经济情况较好。

问题： 1.病人目前存在的主要问题是什么？

2.应该如何解决？

支气管哮喘（bronchial asthma）简称哮喘，是指由多种细胞包括气道的炎性细胞（如嗜酸性粒细胞、肥大细胞、T淋巴细胞、中性粒细胞）和结构细胞（如平滑肌细胞、气道上皮细胞等）及细胞组分参与的气道慢性炎症性疾病。这种慢性炎症与气道高反应性有关，出现广泛多变的可逆性气流受限。

【病因】

哮喘的病因目前不十分清楚，多认为是一种复杂的、具有多基因遗传倾向的疾病，受遗传与环境因素双重影响。个体过敏体质及外界环境的影响是发病的危险因素。

1.遗传因素　哮喘发病具有家族集聚现象，亲属患病率高于群体患病率，且亲缘关系越近，患病率越高。目前采用全基因组关联研究鉴定了多个哮喘易感基因，具有哮喘易感基因的人群发病与否受环境因素的影响较大。

2.环境因素　主要是哮喘的诱发因素。

（1）变应原性因素　室内变应原（尘螨、家养宠物、蟑螂等）、室外变应原（花粉、草粉等）、职业性变应原（饲料、油漆、活性染料等）、食物（鱼、虾、蟹、蛋类、牛奶等）、药物（阿司匹林、抗生素、普萘洛尔等）。

（2）非变应原性因素　气候改变、大气污染、吸烟、运动、肥胖、妊娠等。

【临床表现】

（一）症状、体征

1.症状　典型表现为发作性的呼气性呼吸困难，伴有哮鸣音，多与接触变应原、冷空气、物理、化学性刺激、病毒性上呼吸道感染、运动等有关。哮喘症状在夜间及凌晨发作或加重常为哮喘的重要临床特征之一。发作时的严重程度和持续时间个体差异很大，轻者仅感呼吸不畅或胸部紧迫感。重者则可感到极度呼吸困难、被迫采取坐位或呈端坐呼吸，甚至出现发绀等。哮喘症状可在数分钟内发作，经数小时至数天，用支气管舒张药后缓解或自行缓解，也有少部分不缓解而呈持续状态。临床还存在没有喘息症状的不典型哮喘，病人表现为发作性胸闷、咳嗽或发绀等其他症状。咳嗽是唯一症状的不典型哮喘称为咳嗽变异性哮喘。胸闷是唯一症状的不典型哮喘称为胸闷变异性哮喘。有些病人尤其是青少年的哮喘症状在运动时出现，称为运动性哮喘。

2.体征　发作时典型的体征是双肺可闻及广泛的哮鸣音，呼气音延长。但非常严重的哮喘发作，哮鸣音反而减弱，甚至完全消失，表现为“沉默肺”，是病情危重的表现。非发作期体检可无异常发现，故未闻及哮鸣音，不能排除哮喘。

（二）并发症

严重发作时可并发气胸、纵隔气肿、肺不张；长期反复发作或感染可致慢性并发症，如慢性阻塞性肺疾病、支气管扩张和肺源性心脏病。

（三）诊断要点

1.反复发作喘息、气急、胸闷或咳嗽，多与接触变应原、冷空气、物理或化学性刺激、病毒性上呼吸道感染、运动等有关。

2.发作时在双肺可闻及散在或弥漫性、以呼气相为主的哮鸣音，呼气相延长。

3.上述症状可经治疗缓解或自行缓解。

4.排除其他疾病所引起的喘息、气急、胸闷或咳嗽。

5.临床表现不典型者（如无明显喘息或体征），应至少具备下列三项中的一项：①支气管激发试验或运动试验阳性；②支气管舒张试验阳性；③昼夜PEF变异率≥20%。

符合上述1~4条或4、5条者，可诊断为支气管哮喘。

【治疗要点】

虽然目前哮喘不能根治，但长期规范化治疗可使大多数病人达到良好或完全的临床控制。哮喘治疗的目标是长期控制症状、预防未来风险的发生，即在使用最小有效剂量药物治疗或不用药物的基础上，能使病人与正常人一样生活、学习和工作。

（一）确定并减少危险因素接触

部分病人能找到引起哮喘发作的变应原或其他非特异刺激因素；使病人脱离并长期避免接触这些危险因素是防治哮喘最有效的方法。

（二）药物治疗

治疗哮喘的药物分为控制药物和缓解药物。控制药物指需要长期每天使用的药物，以达到减少发作的目的，主要作用是控制气道慢性炎症，使哮喘维持临床控制，又称抗炎药。缓解药物指按需使用的药物，能迅速解除支气管痉挛、缓解哮喘症状，又称解痉平喘药。

1.糖皮质激素 控制气道炎症最为有效，给药途径包括吸入、口服和静脉应用等。吸入给药是目前哮喘长期治疗的首选方式。

2.β_2受体激动剂 分为短效β_2受体激动剂（SABA）和长效β_2受体激动剂（LABA）。①短效β_2受体激动剂为控制哮喘急性发作的首选药物，作用时间4~6小时。有吸入、口服和静脉三制剂，首选吸入给药，包括定量气雾剂（MDI）、干粉剂和雾化液。常用药物有沙丁胺醇和特布他林。短效β_2受体激动剂应按需间歇使用，不宜长期、单一使用。②长效β_2受体激动剂与吸入型糖皮质激素联合是目前最常用的哮喘控制性药物，作用时间10~12小时，分为快速起效（数分钟起效）和缓慢起效（30分钟起效）两种。常用药物有沙美特罗和福莫特罗。LABA不能单独用于哮喘治疗。

3.茶碱类药物 具有舒张支气管和气道抗炎作用，是目前治疗哮喘的有效药物之一。

（三）中医治疗

中医治疗支气管哮喘可以通过对穴位和经络的调整来进行，一般采用经络熏蒸法、药罐磁疗法、穴位注射法、中药汤药等，是非常绿色和健康的疗法。达到增强人体免疫力的效果，然后抵抗支气管哮喘。

【预防与保健】

（一）预防

哮喘的病因还不十分清楚，病人个体过敏体质及外界环境的影响是发病的危险因素。预防主要针对哮喘的诱因。

1.远离变应原 支气管哮喘的发作，与致敏原有密切关系。常见的诱发因素主要有两个方面：一是过敏物质，如花粉、粉尘、皮毛、牛奶、鸡蛋、鱼、虾、螃蟹、油漆、药物等；二是身体和精神状态，如情绪刺激、过度劳累、剧烈运动、妇女怀孕、月经前期等甚至看到曾经引起哮喘的物质，引起精神过度焦虑、紧张，反射性地发生哮喘。

2.增强体质 根据自身情况，选择一些适合的运动方式，如散步、慢跑、打太极拳等，身体素质提高，有利于增强抵抗疾病的能力，可减少哮喘的发作。

3.生活规律 养成良好的生活方式。定时休息，劳逸结合，保持心情愉快，避免情绪激动、过度劳累、剧烈运动，因支气管哮喘与胆碱能神经功能亢进有关。

4.合理膳食　多吃新鲜水果和蔬菜，饮食定时定量，营养丰富，尽量不食致过敏性食物，不吃辛辣刺激性食物，保持大便通畅。

5.熟悉先兆表现，学会自我处理　典型哮喘发作前的先兆：如咳嗽、胸闷、连续打喷嚏。若不及时处理，迅速发生喘息、呼吸困难、胸闷、咳嗽加重，重者不用听诊器，用耳即可听到哮鸣音，多与接触某种致敏原有关；发作时双肺弥漫性哮鸣音，以呼气相为主，呼气相延长。帮助病人掌握哮喘的药物控制方法。解除支气管痉挛的药物有：茶碱类、拟肾上腺素类、抗胆碱能和肾上腺皮质激素类药物。常用的给药途径是气雾剂吸入。

（二）保健

1.生活保健

（1）居住环境　室内整洁，保持空气流通、无灰尘、无烟雾，温湿度适宜。不放置带有特殊异味的物质，不在室内铺设地毯，不养开花的植物，不养猫、狗、鼠、兔和飞禽等宠物，以免吸入过敏原。

（2）饮食　发作期间应食用清淡、易消化、足够热量的流质或半流质饮食，避免进食硬、冷、油炸、有刺激性的食物。平时避免食用鱼、虾、蟹、蛋类、牛奶等。戒除烟酒。哮喘发作时，鼓励病人每天饮水2500~3000ml，以补充丢失的水分，稀释痰液。

2.中医养生

（1）汤剂　内服汤剂治疗法中以“平喘为先，治肺为主，扶正为重”为主旨，寒哮的代表方剂是小青龙汤，此方的药物组成有麻黄、白芍、细辛、桂枝、干姜、甘草、五味子、半夏。此方秉承“当以温药和之”的治疗思想，方中多以温药为主，以化痰饮为目的。

（2）艾灸　可以减少炎症介质、降低嗜酸性粒细胞和总IgE（血清免疫球蛋白E）的含量，有效控制血浆内皮素的产生，以防止气管平滑肌收缩，从而达到预防作用。

（3）拔罐　有温经通络、行气活血、消肿止痛、祛风散寒、吸毒拔脓等作用。现代研究认为拔罐疗法通过排气造成罐内负压，产生极强的负压机械刺激，当刺激传导交感神经末梢时，神经末梢释放神经递质去甲肾上腺素，可和支气管平滑肌肌纤维表面的β_2受体结合，使支气管平滑肌舒张，从而达到解痉、缓解呼吸困难的效果。

案例分析

1.病人自幼常发生喘息性支气管炎，其母患有支气管哮喘。10余年前在受凉后或闻刺激性气味时出现反复发作性喘息，伴咳嗽、咳痰，痰为白色泡沫状，量多，无痰中带血，无胸痛，诊断为“支气管哮喘”。6天前病人受凉后再次出现咳嗽，咳白黏痰，喘息加重，说明病人出现哮喘急性发作。

2.建议病人立即就医，在医生的指导下服用治疗哮喘的药物，同时指导其戒烟，远离导致哮喘的因素，学会监测哮喘的先兆表现，一旦发生及时处理。

知识巩固

参考答案

一、单选题

1.哮喘发生的本质是（　）

A.交感神经兴奋　B.迷走神经兴奋

C.气道反应性降低　D.免疫介导气道慢性炎症

E. β肾上腺素受体功能低下

2.支气管哮喘的发病机制是（　）

A.遗传基因突变　B.心肌急性缺血　C.气道变态反应

D.肺动脉栓塞　E.肺泡充血水肿

3.支气管哮喘典型的临床表现是（　）

A.吸气性呼吸困难伴三凹征

B.发作性呼吸困难伴窒息感

C.反复发作带哮鸣音的呼气性呼吸困难

D.带哮鸣音的混合性呼吸困难

E.呼吸困难伴哮鸣音

4.病人，男，36岁，因支气管哮喘发作入院，听诊可闻及（　）

A.两肺满布湿啰音　B.两肺满布哮鸣音

C.一侧满布湿啰音　D.一侧满布哮鸣音

E.两肺底满布干湿啰音

5.病人，女，40岁，毛绒玩具车间工人，有哮喘史5年。防止哮喘发作最有效的方法是（　）

A.脱离变应原　B.药物治疗　C.免疫治疗

D.对症治疗　E.长期治疗

二、多选题

1.病人，女，55岁，因发热性胸闷、咳嗽就诊，诊断为支气管哮喘。医嘱予糖皮质激素吸入治疗，下列用药指导中不正确的是（　）

A.吸入激素的主要作用是快速缓解症状

B.如果哮喘症状缓解，即可停止用药

C.吸入激素不会有任何副作用

D.吸入激素后要漱口

E.如果要进行运动，可在此前预防性吸入激素

2. 支气管哮喘急性发作的常见诱因包括（　　）

A. 剧烈运动　　B. 精神压力，情绪激动

C. 呼吸道细菌、病毒感染　　D. 左心衰竭

E. 吸入花粉

三、简答题

关于支气管哮喘的健康指导，应做到哪几个方面？

书网融合……

题库

技能训练

操作项目　峰流速仪的使用

操作流程	技术要求
准备	1.操作者　着装整齐，修剪指甲，洗手，戴口罩。 2.照护对象　取合适体位。 3.环境　室内安静整洁，半小时内无清扫，温湿度适宜。 4.用物　峰流速仪、记录单、笔、免洗手消。
沟通 评估 解释	1.沟通 (1)问好、自我介绍、友好微笑、称呼恰当、举止得体、礼貌用语，选择合适话题，自然开启话题等。 (2)采用有效方法核对照护对象基本信息。
	2.评估　照护对象的心理状态、哮喘发作的情况等。
	3.解释 (1)为照护对象介绍照护任务、任务目的、操作时间、关键步骤。 (2)介绍需要照护对象注意和(或)配合的内容。
	4.询问照护对象对沟通解释过程是否存在疑问，并且愿意配合。 5.询问照护对象有无其他需求，环境和体位等是否舒适，询问照护对象是否可开始操作。
流程	1.照护对象取站立位，手拿峰流速仪，注意不妨碍游标移动，并确认游标位于标尺基底部。 2.深吸气后将峰流速仪放入口中，用嘴唇包住吹气口(嘴)，注意不可漏气。 3.尽可能快而用力地呼气。 4.注意不要将舌头放在吹气口(嘴)内，读取刻度表上指针所指数字，此即为该次呼气峰值。 5.将指针拨至刻度最低处，重复上述呼气步骤两次。 6.取三次中最高值记录并绘成图表，作为就医参考值。 7.卸下吹气口(嘴)清洗，妥善保管峰流速仪，以备下次使用。 8.洗手、记录。
注意事项	1.用最大的力气和最快的速度呼气。 2.不要将空气从口含器旁漏走，不要用舌头堵住部分口含器孔。
评价	1.尊重照护对象，沟通语言恰当，照护对象出现不良情绪，及时给予心理疏导。 2.动作轻柔，最大限度地做到照护对象的安全防护及隐私保护。

操作项目　气雾剂的使用

操作流程	技术要求
准备	1.操作者　着装整齐，修剪指甲，洗手，戴口罩。 2.照护对象　取合适体位。 3.环境　室内安静整洁，半小时内无清扫，温湿度适宜。 4.用物　准备需要吸入的药物、记录单、笔、免洗手消。

续表

操作流程	技术要求
沟通 评估 解释	1.沟通 (1)问好、自我介绍、友好微笑、称呼恰当、举止得体、礼貌用语，选择合适话题，自然开启话题等。 (2)采用有效方法核对照护对象基本信息。
	2.评估 (1)评估照护对象病情、意识状态等。 (2)照护对象对气雾剂的认识及合作程度等。
	3.解释 (1)为照护对象介绍照护任务、任务目的、操作时间、关键步骤。 (2)介绍需要照护对象注意和(或)配合的内容。
	4.询问 (1)询问照护对象对沟通解释过程是否存在疑问，并且愿意配合。 (2)询问照护对象有无其他需求，环境和体位等是否舒适，询问照护对象是否可开始操作。
流程	1.移开喷口的盖，并用力摇匀。 2.轻轻地呼气，尽量呼出，直到不再有空气可以从肺内呼出。 3.将吸入器吸口紧紧含在口中，并屏住呼吸，以示指和拇指紧按吸入器，使药释出，并同时做与喷药同步的缓慢深吸气，最好大于5秒。 4.屏息10秒，或在没有不适的情况下尽量屏息久些，然后才缓慢呼气。若需要多吸一剂，应等待至少1分钟后再重做第二、三、四步骤。 5.用后，将盖套回喷口上，用清水漱口，去除上咽部残留的药物。
注意事项	1.呼气准备时应将吸入装置远离口鼻，避免将气吹入。 2.吸入药物时要用口主动吸气，不能用鼻呼吸。 3.吸药后应屏息10秒，这样会使得药物最大程度地沉淀在气管和支气管内。 4.用后需漱口，避免药物对口腔黏膜和牙齿的损伤。
评价	1.尊重照护对象，沟通语言恰当，照护对象出现不良情绪，及时给予心理疏导。 2.指导有效，动作轻柔，整理各项物品。

目标任务学习单

学习日期：

目标完成日期：

学习目标（明确的、可衡量、可实现的）

达成目标存在的困难/解决办法

我的学习笔记

项目二　循环系统常见疾病的预防与保健

学习目标

知识目标

1.掌握循环系统常见疾病的临床表现、治疗要点、预防及保健。

2.熟悉循环系统常见疾病的病因。

3.了解循环系统常见疾病的概念。

技能目标

1.能够指导照护对象预防循环系统常见疾病并给予保健指导。

2.学会测量血压、使用心电监护仪；能够进行正确的心肺复苏。

素质目标

1.培养敬佑生命、救死扶伤、甘于奉献、大爱无疆的医者精神。

2.培养团队协作精神，具有急救意识。

任务一　高血压

PPT

案例导入

案例： 病人，男，48岁，1年前体检时发现血压155/89mmHg，自述无不适症状，未引起重视。近1个月来经常感到头晕、头痛、耳鸣、失眠，最近一次测血压为167/98mmHg。病人因工作较忙，经常熬夜；应酬较多，故经常吸烟、喝酒，缺乏运动。

问题：1.病人目前存在的主要问题是什么？

2.应该如何解决？

高血压（hypertension）是以体循环动脉血压升高为特征，伴或不伴有心、脑、肾等器官功能性或器质性改变的全身性疾病。按发病原因可分为原发性高血压和继发性高血压。原发性高血压，通常简称为高血压，原因不明确，约占所有高血压的95%。继发性高血压是由某些确定的疾病或原因引起的血压升高，约占高血压总数的5%。

【病因】

原发性高血压是在一定遗传背景下，由多种环境因素相互作用导致血压正常的调节机制失代偿所致。

（一）遗传因素

原发性高血压具有明显的家庭聚集性。如父母双方有高血压，其子女高血压患病率高。同时，血压水平、并发症发生及其他相关因素如肥胖等也有遗传性。

（二）环境因素

高盐、高脂、高蛋白、低钾不合理的饮食习惯，长期精神紧张、吸烟、喝酒、熬夜等不良生活习惯，均与高血压呈正相关。研究表明，叶酸缺乏导致血浆同型半胱氨酸水平增高，与高血压发病呈正相关，可增加高血压引起脑卒中的风险。

（三）其他因素

肥胖，尤其是腹型肥胖；口服避孕药、麻黄碱、肾上腺皮质激素、非甾体类抗炎药、甘草等药物；睡眠呼吸暂停低通气综合征等因素均可导致血压升高。

【临床表现】

（一）症状、体征

原发性高血压大多起病缓慢，缺乏特异性临床表现，部分病人早期无症状或症状不明显，多数病人在临床健康体检时发现血压升高。

1.症状　头痛、头晕、颈项板紧、注意力不集中、失眠、乏力等，多数症状在紧张或劳累后可加重。典型的高血压头痛在血压下降后即可消失。

2.体征　原发性高血压体征一般较少。重点检查的项目有周围血管搏动征、血管杂音、心脏杂音等。心脏听诊主动脉瓣第二心音亢进、收缩期杂音或收缩早期喀喇音。

（二）并发症

血压持续升高，可继发心、脑、肾等靶器官的损害，包括心力衰竭、冠心病；脑出血、脑血栓形成、腔隙性脑梗死、短暂性脑缺血发作等；肾动脉硬化、肾功能衰竭；大血管病变等。

（三）诊断要点

在未使用降压药物的情况下，非同日3次测量静息状态下，测定血压的收缩压≥140mmHg和（或）舒张压≥90mmHg，可诊断为高血压。

根据血压水平可进一步将高血压分为1~3级，具体见表2-1。

表2-1　血压水平分类及分级

分类	收缩压（mmHg）		舒张压（mmHg）
正常血压	＜120	和	＜80
正常高值	120~139	和（或）	80~89
高血压	≥140	和（或）	≥90
1级高血压（轻度）	140~159	和（或）	90~99
2级高血压（中度）	160~179	和（或）	100~109
3级高血压（高度）	≥180	和（或）	≥110
单纯性收缩期高血压	≥140	和	＜90

【治疗要点】

原发性高血压目前根治方法，主要采用药物治疗和非药物治疗。高血压治疗不仅要控制血压，还需对可逆因素进行综合干预。降压治疗最终目的是最大限度地降低高血压病人的心、脑血管病的发生率和死亡率。

（一）非药物治疗

适用于所有高血压病人。①减轻体重，将BMI尽可能控制＜24kg/m^2；②减少钠盐摄入，每人每日食盐量不超过6g为宜；③补充钾盐，多吃新鲜水果和蔬菜；④减少脂肪摄入；⑤戒烟限酒；⑥适量运动；⑦放松心情，保持心态平衡。

（二）药物治疗

通过非药物治疗，血压仍未获得有效控制者，高血压合并糖尿病或合并心、脑、肾、靶器官损害或并发症者，必须使用降压药强化治疗。

1. 降压治疗的原则

（1）小剂量开始　初期选用最小有效治疗剂量，通过监测血压情况逐步增加剂量。

（2）个体化原则　根据病人的具体情况，选择合适的药物。

（3）优选长效制剂　尽可能选择每日给药1次能持续24小时降压的长效药物，可有效控制夜间血压与晨峰血压，有效预防心、脑血管并发症。

（4）联合用药　采用两种或两种以上降压药物联合治疗，可增加药物的降压疗效同时减少药物的不良反应。

2.血压控制目标　一般高血压病人血压控制目标值＜140/90mmHg；合并糖尿病、慢性肾病、心力衰竭或冠心病的病人，血压控制目标值＜130/80mmHg；老年人、收缩期高血压病人，收缩压控制＜150mmHg，如果可以耐受可降至140mmHg以下。

3.常用降压种类

（1）利尿剂　如氢氯噻嗪、吲达帕胺。

（2）钙通道阻滞剂　如硝苯地平、非洛地平。

（3）β受体拮抗剂　如普萘洛尔、美托洛尔。

（4）血管紧张素转化酶抑制剂（ACEI）　如卡托普利、依那普利。

（5）血管紧张素Ⅱ受体拮抗剂（ARB）　如氯沙坦、缬沙坦。

【预防与保健】

思政导学

扁鹊三兄弟故事

据典记，魏文王问名医扁鹊："你们家三兄弟都精于医术，谁的医术最好呢？"

扁鹊回答："长兄最好，中兄次之，我最差。"

文王继续问："你何以最差？"

扁鹊说："我长兄治病，是治病于病情发作之前。那时病人自己还不觉得有病，但大哥就下药铲除了病根，使他的医术难以被认可，所以没有名气，只在我们家中被推崇。

二哥治病，在病初起之时，症状不是十分明显，病人也没有觉得痛苦，二哥就能药到病除，乡里人都认为二哥只是治小病很厉害。

我治病，都是在病情十分严重之时，病人万分痛苦，病人家属心急如焚。此时，他们看到我在经脉上穿刺，用针放血，或在患处敷以毒药以毒攻毒，或动大手术直指病灶，使重病人病情得到缓解或很快治愈，所以我闻名天下。"魏王大悟。

"扁鹊三兄弟治病"的典故告诉人们：防病重于治病，慢性病已成为危害人群健康最为严重的问题，而知变先防，在控制慢性病的发展中起到关键作用。

（一）预防

高血压的发生与许多危险因素有关，通过预防和干预危险因素可降低社会群体的危险度。优化生活方式是预防高血压非常重要的措施。

1.合理膳食　以清淡饮食为主，防止高热量、高脂肪、高胆固醇饮食，减轻心血管代谢负担，软化血管，平稳降压。宜多食用富含膳食纤维的食物，促进消化、胆固醇排泄，防止发胖。蛋白质类以植物蛋白为佳，可改善血管弹性和通透性，增加尿钠排出，从而降低血压。多食含钾、钙丰富而含钠低的食物，增加新鲜水果、蔬菜的摄入。限制盐摄入，每日低于5g，可减少体内水钠潴留。

2.适当运动　运动可促进血液循环，降低胆固醇生成，增强肌肉、骨骼和关节的活动度。运动能增加食欲、促进肠蠕动、预防便秘、改善睡眠。可根据年龄和血压水平选择适宜的运动方式，推荐有氧运动，如游泳、慢跑、打太极拳等。每周运动3~5次，每次持续30~60分钟，可通过心率来衡量运动强度：运动时最快心率达到(170-年龄)次/分即可。但运动强度、时间和频率以不出现不适反应为宜，注意劳逸结合，避免竞技性和力量型运动。

3.戒烟限酒 吸烟会导致高血压。研究表明，吸烟会使心率显著增加，大概每分钟能够增加到5~20次，收缩压增加10~25mmHg。因为烟叶中有尼古丁，会兴奋中枢神经和交感神经，导致心率加快，同时也会促使肾上腺释放大量的儿茶酚胺，使小动脉收缩导致血压升高。尼古丁还会刺激血管内的化学感受器反射性地引起高血压。大量饮酒肯定有害健康，高浓度乙醇会导致动脉硬化的情况加剧，与高血压共同作用，就会直接引发心脏疾病。

4.调整心态 情绪过激可使血压骤然升高，其原因是神经、精神因素引起高级神经活动紊乱，致使调节血压的高级自主神经中枢反应性增强，血液中血管活性物质如儿茶酚胺等分泌增多，小动脉痉挛收缩，从而引起血压升高。因此，应改善自我行为方式，遇事冷静，避免情绪激动、过度紧张、焦虑。当遇到较大精神压力时，应设法释放，平和心情，平稳血压。

(二)保健

1.生活保健

(1)饮食 低盐、低脂、低胆固醇饮食，补充适量蛋白质，多吃新鲜水果、蔬菜，增加粗纤维食物摄入。不提倡饮酒，必要时补充叶酸。

(2)运动 定期的体育锻炼，可降低血压、改善糖代谢等。建议每日进行30分钟左右的体力活动，每周应有3次以上的有氧运动，如太极拳、健身操、跳舞、步行、骑车、游泳等。

(3)心理 高血压是慢性病，病程长、血压反复波动，病人容易产生不良情绪，要及时做好心理疏导。让病人尽量保持情绪稳定、睡眠充足。

2.自我管理

(1)自我血压监测是血压自我管理的核心内容，有条件的病人可以自备血压仪，并学会自测血压。

(2)血压达标者每周测量血压一次；不达标者，建议每天早、中、晚各测量血压1次。

(3)定时服用降压药物，病人自己不可随意减药或停药，可在医生指导下，根据病情予以调整，防止血压反跳。

(4)注意劳逸结合、饮食均衡、戒烟限酒、适当运动、情绪稳定、睡眠充足。

(5)告知病人，一旦出现下列情况及时就诊：服药后，血压升高或过低，血压波动大；出现头昏眼花、视物模糊、恶心呕吐、呼吸困难及肢体乏力等情况。如病情危重，需立即拨打120。

3.中医养生

（1）起居　起居有常，顺应大自然四季更替阴阳变化规律。

（2）食疗　因时因地，结合具体情况坚持食疗，有防治高血压的效果，如食用葛根粥、玉米粥、鲜牛奶等。

（3）茶饮　中医泡茶饮对高血压的防治有较好的辅助功效，如饮用菊花茶、莲子心茶、决明子茶等。

（4）药枕　杭菊花、野菊花、桑叶、辛夷各500g，薄荷、红花各150g，混合粉碎后拌入冰片50g，装入布袋作枕头使用。

（5）针灸　取穴足三里、合谷；内关、太冲；三明交、曲池、阳陵泉。用泻法，不留针，每天取一组穴，交替使用。

（6）按摩　自我按摩可调节大脑皮质功能，改善脑内血液循环，促使血管微扩张，血流增加，对降低血压、防治动脉硬化有一定效果。

案例分析

1.病人平时吸烟、喝酒，缺乏运动，经常熬夜，这些不良的生活习惯对高血压的发生均有影响。1年前李先生的血压是155/89mmHg，已达到高血压的标准，但未引起重视。目前出现头晕、头痛、耳鸣、失眠，血压167/98mmHg，可能已经发生了器官功能受损。

2.建议病人立即就医，在医生的指导下服用降压药物，监测血压的波动，将血压控制在150/90mmHg以下。改变不良生活习惯，需要戒烟限酒、适量运动、规律作息，保持情绪稳定，防止高血压并发症的发生。

知识巩固

参考答案

一、单选题

1.下列危险因素不可预防的是（　）

A.高血压　　B.糖尿病　　C.吸烟

D.高血压家族史　　E.缺乏体育锻炼

2.高血压收缩压和舒张压的诊断标准是（　）

A.收缩压120mmHg，舒张压90mmHg

B.收缩压140mmHg，舒张压90mmHg

C.收缩压120mmHg，舒张压80mmHg

D.收缩压140mmHg，舒张压80mmHg

E.收缩压160mmHg，舒张压90mmHg

3.下列不属于高血压高危人群的是（　）

A.收缩压介于120~139mmHg和（或）舒张压介于80~89mmHg

B.超重或肥胖，BMI ≥ $24kg/m^2$　C.病毒感染
D.高血压家族史　E.长期高盐饮食

4.世界卫生组织（WHO）建议每人每天的食盐摄入标准是（　）
A. 3g以下　B. 5g以下　C. 6g以下
D. 10g以下　E. 12g以下

5.根据血压水平的定义和分类，血压145/93mmHg属于（　）
A.正常血压　B.正常高值　C. 1级高血压
D. 2级高血压　E. 3级高血压

二、多选题

1.高血压疾病的严重并发症是指（　）
A.脑血管病　B.冠心病　C.高血压性心脏病
D.慢性呼吸道疾病　E.肾功能衰竭

2.高血压病人饮食，正确的是（　）
A.限制食盐，适当补钾　B.限制热量　C.增加钙的摄入
D.限酒　E.戒烟

三、简答题

高血压的预防从哪几个方面展开？

技能训练

操作项目　测量血压

操作流程	技术要求
准备	1.操作者　着装整齐，修剪指甲，洗手，戴口罩。 2.照护对象　取舒适体位。 3.环境　室内安静整洁，温、湿度适宜，光线明亮，空气清新。 4.用物　治疗盘、血压计、听诊器、记录单、笔、免洗手消。
沟通评估解释	1.沟通 （1）问好、自我介绍、友好微笑、称呼恰当、举止得体、礼貌用语，选择合适话题，自然开启话题等。 （2）采用有效方法核对照护对象基本信息。
	2.评估 （1）照护对象的肢体活动度、皮肤情况。 （2）照护对象的既往血压情况、测量前30分钟内有无剧烈运动、进食、饮咖啡、浓茶、情绪激动等情况。
	3.解释 （1）为照护对象介绍照护任务、任务目的、操作时间、关键步骤。 （2）介绍需要照护对象注意和（或）配合的内容。
	4.询问照护对象对沟通解释过程是否存在疑问，并且愿意配合。 5.询问照护对象有无其他需求，环境和体位等是否舒适，询问照护对象是否可开始操作。
流程	1.检查血压计性能完好。 2.根据照护对象的体位感觉，协助平卧位。向上卷起前臂衣袖，高度与心脏平齐。 3.取血压计，平放于右上臂外侧，高度与心脏平齐。打开盒盖。驱尽袖带内空气，缠绕于右上臂中部，袖带下缘距肘窝2~3厘米，缠绕粘紧，松紧度以能插入一指为宜。 4.观察水银柱“0”位。使肱动脉、心脏、血压计“0”点位于同一水平。 5.戴好听诊器，将听诊器胸件放置于肘窝肱动脉搏动明显处，轻轻按住。 6.握住气囊，关闭气囊开关，捏气囊，打气至基础血压，再升高20~30mmHg。 7.松开气囊开关，缓慢放气，使汞柱缓慢下降，速度以每秒4mmHg为宜。听到肱动脉第一声搏动，此刻度读数为收缩压。 8.继续听到搏动声突然变弱或消失，此刻度为舒张压。重复测量2次，取平均数为该次血压值。口述血压数值。 9.取下听诊器。排尽袖带空气，关闭气囊开关，放回血压计盒内。 10.关闭贮汞瓶开关。将血压计和听诊器摆放于治疗盘，放回存放位置备用。 11.整理用物，洗手，记录。
注意事项	1.需密切观察或长期观察血压的照护对象应做到四定：定部位、定体位、定血压计、定时间。 2.偏瘫者应在健侧手臂测血压。 3.发现血压听不清或异常时应重新测量，驱尽袖带内气体，汞柱降至“0”时，稍待片刻再测量。 4.血压计应定期检查。
评价	1.尊重照护对象，沟通语言恰当，照护对象出现不良情绪，及时给予心理疏导。 2.动作轻柔，测量结果准确。

任务二 冠心病

PPT

案例导入

案例：病人，男，52岁，1年前反复出现活动后胸闷，一般持续15分钟左右，休息后可以得到缓解，因工作较忙没有做检查。2天前病人出现心前区疼痛伴胸闷，入院后医生初步诊断是冠心病。

问题：1.病人目前存在的主要问题是什么？

2.应该如何解决？

冠状动脉粥样硬化性心脏病（coronary arteriosclerotic heart disease），简称冠心病，因冠状动脉粥样硬化造成心脏供血动脉狭窄、供血不足而引起的心肌缺血缺氧或坏死而引起的心脏病。

根据1979年世界卫生组织（WHO）发表的“缺血性心脏病”的命名和诊断，可将冠心病分为5类：隐匿型或无症状型、心绞痛型、心肌梗死型、缺血性心脏病型、猝死型。近年来根据发病特点和治疗原则，将冠心病分为急性冠脉综合征和慢性心肌缺血综合征，前者包括不稳定型心绞痛、急性非ST段抬高型心肌梗死及急性ST段抬高型心肌梗死；后者包括稳定型心绞痛、隐匿型冠心病和缺血性心肌病等。

【病因】

冠心病的主要病因是冠状动脉粥样硬化，但动脉粥样硬化的原因尚未完全清楚，可能是多种因素综合作用所致，这些因素也称为危险因素或易患因素，主要包括以下内容。

1.性别、年龄 冠心病多发生在40岁以后，男性多于女性，脑力劳动者多见。

2.高血脂 脂质代谢异常是动脉粥样硬化最重要的危险因素，其中低密度脂蛋白具有明确的致动脉粥样硬化的作用。

3.高血压 血压升高时内皮细胞损伤，低密度脂蛋白容易进入动脉内膜，并刺激平滑肌细胞增生，因此动脉粥样硬化发病率明显升高，高血压病人发生冠心病概率比血压正常者增高3~4倍。

4.糖尿病 糖尿病病人多伴有高胆固醇血症或高甘油三酯血症，动脉粥样硬化的发病率明显升高，糖尿病还可加速动脉粥样硬化血栓形成，引起冠状动脉管腔的闭塞，因此冠心病的发病率升高。

5.吸烟 吸烟者血小板易在动脉壁黏附聚集，易形成动脉粥样硬化，焦油会损伤动脉内膜，另外烟草中的尼古丁可直接作用于心肌和冠状动脉，引起心肌受损和动脉痉挛。

除此之外，冠心病的其他危险因素包括：酗酒、肥胖、缺乏运动、便秘、A型性格等。近年来研究发现，同型半胱氨酸增高、胰岛素抵抗增强、血纤维蛋白原及一些凝血因子增高、病毒、衣原体感染等，也是引起冠心病发生的危险因素。

【临床表现】

（一）心绞痛

因冠状动脉供血不足，心肌负荷突然增加导致心肌暂时性缺血、缺氧引起的发作性胸骨后压榨性疼痛或憋闷感。

1.症状

（1）疼痛部位　疼痛的部位常见于胸骨上段或中段之后，可波及心前区，界限不清楚。常放射至左肩、左臂内侧达无名指和小指，或至颈、咽或下颌部。

（2）疼痛性质　常为压榨性、憋闷感或紧缩感，也可有烧灼感，但不像针刺或刀扎样的锐性痛，偶伴濒死感。有些病人仅觉胸闷不适而并非胸痛。发作时，病人会不自主地停止当时的活动。

（3）诱发因素　过度劳累、情绪激动、饱餐、寒冷、急性循环衰竭等。

（4）持续时间　疼痛一般持续数分钟至十余分钟，多为3~5分钟，一般不超过半小时。一般在停止原来诱发症状的活动或舌下含服硝酸甘油可缓解。

2.体征　心绞痛发作时常有的体征有心率增快、血压升高、焦虑、皮肤湿冷，有时会出现第四心音或第三心音奔马律。可有暂时性心尖部收缩期杂音、交替脉或第二心音逆分裂。

3.诊断要点　可根据典型的发作性胸痛，结合年龄和存在的危险因素，排除其他原因所致的心绞痛，可确立诊断。诊断困难者，可考虑做冠状动脉造影、运动心电图等检查，协助诊断。

（二）心肌梗死

心肌梗死是指急性心肌缺血坏死，大多是在冠状动脉病变的基础上，冠状动脉的供血急剧减少或中断，使相应的心肌持续而严重的急性缺血导致的心肌坏死。

1.先兆　半数以上病人在发病前数日至数周有乏力、胸骨后或心前区疼痛、胸部不适、活动时心悸、气急、头晕、烦躁等症状，以初发型心绞痛或恶性型心绞痛最为常见。原有心绞痛发作频繁、胸痛加剧、持续时间长、诱发原因不明、服用硝酸酯类药物效果差等。若能及时发现并处理先兆症状，可使部分病人避免发生急性心肌梗死。

2.症状

（1）疼痛　胸痛是心肌梗死病人最早出现、最突出的症状。疼痛的部位和性质与心绞痛相似，但程度较重、持续时间较长，无明显诱因，且常在清晨、安静时发作，疼痛程度较重，休息和舌下含服硝酸甘油不能缓解。部分疼痛位于上腹部，或疼痛放射至下颌、颈部。少数病人可无疼痛，开始就表现为休克或急性心力衰竭。

（2）全身症状　一般在疼痛发生后24~48小时出现，表现为发热、心动过速、白细胞计数升高、红细胞沉降率增快等，主要是由于心肌梗死后坏死物质被吸收所致，体温一般在38℃左右，很少达到39℃，约持续1周。

（3）胃肠道症状　剧烈疼痛时常伴有频繁的恶心、呕吐和上腹胀痛等胃肠道症状，与迷走神经受坏死心肌刺激和心排血量降低、组织灌注不足有关。

（4）心律失常　见于75%~95%的病人，多发生在起病1~2天，以24小时内最为常见，可伴有乏力、头晕、晕厥等临床表现，其中以室性心律失常最多见，尤其是室性期前收缩，常为心室颤动的先兆，也是病人主要的死亡原因。

（5）低血压和休克　如果疼痛缓解而收缩压仍低于80mmHg，病人可出现烦躁不安、面色苍白、脉搏细速、皮肤湿冷、大汗淋漓、尿量减少、反应迟钝，甚至晕厥等休克症状，主要表现是心源性休克。

（6）心力衰竭　主要是急性左心衰竭，为心肌梗死后心脏舒缩力显著减弱或不协调所致。表现为呼吸困难、咳嗽、发绀、烦躁等症状。右心室心肌梗死开始可出现右心衰竭表现，伴有血压下降。

3.并发症

（1）乳头肌功能失调或断裂　二尖瓣乳头肌因缺血、坏死等使收缩无力或断裂，造成二尖瓣关闭不全，心尖区有响亮的吹风样收缩期杂音，可引起心力衰竭。乳头肌整体断裂的极少见。

（2）心脏破裂　常在起病1周内出现，多为心室破裂，造成心包积血和急性心包堵塞而猝死。偶为心室间隔破裂穿孔，可引起心力衰竭而迅速死亡。

（3）心室壁瘤　多发生在左室前壁或心尖部，表现为心界向左扩大，收缩期杂音，心音减弱，心电图ST段持续抬高。超声心动图、放射性核素心脏血池显像及左心室造影等检查可见局部心缘突出，搏动减弱或反常搏动，可以引起心功能不全、栓塞和心律失常。

（4）心肌梗死后综合征　在心肌梗死后数周或数月出现，反复发生，表现为心包炎、胸膜炎或肺炎，有发热、胸痛等症状。

（5）栓塞　发病后1~2周，左心室附壁血栓脱落所致，引起脑、肾、脾或四肢等动脉栓塞，引起相应器官梗死；下肢静脉血栓脱落可产生肺动脉栓塞，大块肺栓塞可导致猝死，是严重威胁生命的并发症之一。

4.诊断要点　诊断急性心肌梗死必须至少具备以下标准中的两项：①缺血性胸痛的临床病史，疼痛常持续30分钟以上；②心电图的特征性改变和动态演变；③心肌坏死的血清心肌标记物浓度升高和动态变化。

【治疗要点】

（一）心绞痛

稳定型治疗原则改善冠状动脉血液供应和降低心肌耗氧，缓解症状和（或）缺血发作；积极治疗动脉粥样硬化，避免各种诱发因素；预防急性心肌梗死和猝死发生，提高生活质量。

1.发作时治疗

（1）休息　发作时立即休息，一般病人停止活动后症状即可消除。

（2）药物治疗　宜选用作用较快的硝酸酯制剂，这类药物不但可扩张冠状动脉，增加冠状动脉血流量，还可扩张外周血管，减轻心脏负荷和减少心肌耗氧，从而缓解心绞痛。常用药物：①硝酸甘油，0.5mg舌下含服，1~2分钟内见效，约30分钟后作用消失；每隔5分钟可重复1次，但一般连续服用不超过3次，首次服用时应注意发生直立性低血压。②硝酸异山梨酯，5~10mg舌下含服，2~5 分钟见效，作用维持2~3小时。

2.缓解期治疗

（1）改善心肌缺血及减轻症状的药物　①β受体拮抗剂：常用药物有美托洛尔、比索洛尔等，口服。此类药物可引起低血压，宜从小剂量开始服用，停药逐步减量，突然停药有诱发急性心肌梗死的可能。②硝酸酯制剂：常用药物有硝酸异山梨酯、5-单硝酸异山梨酯、硝酸甘油等，在服药期间，每天用药应注意留有充足的无药间期，以减少耐药性的发生。③钙通道阻滞剂：常用药物有维拉帕米、硝苯地平缓释制剂、地尔硫䓬。④其他：曲美他嗪可与β受体拮抗剂等抗心肌缺血药物联用。中医中药治疗目前常采用“活血化瘀”“芳香温通”“祛痰通络”法。此外，穴位按摩、针刺治疗也可能有一定疗效。

（2）预防心肌梗死和改善预后的药物　①阿司匹林：最佳剂量为75~150mg/d，可引起胃肠道出血。对阿司匹林过敏、不能耐受的病人可服用氯吡格雷作为替代治疗。②氯吡格雷：主要用于支架植入以后及阿司匹林有禁忌证的病人。③调血脂药物：常选用他汀类药物如洛伐他汀、辛伐他汀，他汀类药物能有效降低TC和LDL-C，延缓斑块进展，使斑块稳定。所有的冠心病病人，不管其血脂水平如何，都应该服用他汀类药物，并根据LDL-C目标水平调整剂量。④血管紧张素转化酶抑制药（ACEI）或血管紧张素受体拮抗剂（ARB）：ACEI常用药物有卡托普利、依那普利、福辛普利等。若病人发生刺激性干咳等情况不能耐受ACEI，可服用ARB，常用药物有氯沙坦、缬沙坦等。

（3）非药物治疗　运动锻炼疗法、血管重建治疗、增强型体外反搏等。

（二）心肌梗死

对急性心肌梗死病人，强调早发现、早治疗，加强入院前的就地处理，并尽量缩短延误的时间。治疗原则是尽早使心肌血液再灌注（到达医院后30分钟内开始溶栓或90分钟内完成球囊扩张），以挽救濒死的心肌，防止梗死面积扩大和缩小心肌缺血范围，保护和维持心脏功能，及时处理严重心律失常、泵衰竭和各种并发症，防止猝死，注重二级预防。

1.一般治疗

（1）休息　未行再灌注治疗前，应绝对卧床休息，保持环境安静，避免不良刺激，解除恐惧心理。

（2）吸氧　间断或持续吸氧2~3天，重症者可以使用面罩给氧。

（3）监测　急性期应住在冠心病监护病房（coronary careunit，CCU），进行心电、血压、呼吸监测3~5天，备好除颤仪。严重泵衰竭者应监测肺毛细血管压和静脉压。

（4）阿司匹林　为溶栓治疗前的常规用药，无禁忌证者立即口服水溶性阿司匹林或嚼服肠溶性阿司匹林，一般首次剂量达到150~300mng，每天1次，3天后变为75~150mng，每天1次，长期服用。

2.解除疼痛　尽快解除疼痛，选用以下药物。

（1）哌替啶（杜冷丁）50~100mg肌内注射或吗啡2~4mg静脉注射，必要时5~10分钟可重复使用，从而减轻病人交感神经过度兴奋和濒死感。用药期间，注意防止呼吸功能抑制和血压降低等不良反应。

（2）硝酸甘油0.3mg或硝酸异山梨酯5~10mg舌下含服或静滴，注意心率增快和血压降低。再灌注心肌疗法能有效解除疼痛。

3.再灌注心肌　血管开通时间越早，挽救的心肌越多。积极的治疗措施是起病3~6小时（最多12小时）内使闭塞的冠状动脉再通，心肌得到再灌注，濒临坏死的心肌可能得以存活或使坏死范围缩小，对梗死后心肌重塑有利，改善预后。对具备适应证的病人应90分钟内尽快实施经皮腔内冠状动脉介入治疗（PCI）。无条件施行介入治疗或延误再灌注时机者，若无禁忌证，应立即（接诊后30分钟内）予以溶栓治疗。发病3小时内，心肌梗死溶栓治疗血流完全灌注率高，获益最大，常用药物有尿激酶（UK）、链激酶（SK）。新型溶栓药有重组组织型纤溶酶原激活剂（rt–PA）。

4.消除心律失常　心律失常必须及时消除，以免演变为严重心律失常甚至猝死。

（1）发现室性期前收缩或室性心动过速，立即用利多卡因或胺碘酮静脉注射，继以静脉滴注维持。

（2）发生心室颤动或持续多形性室性心动过速时，尽快采用电除颤或非同步直流电复律；单形性室性心动过速药物疗效不满意时应及早同步直流电复律。室上性快速心律失常药物治疗不能控制时，可考虑同步直流电复律。

（3）缓慢性心律失常，可用阿托品肌内或静脉注射。二度或三度房室传导阻滞，伴有血流动力学障碍者，宜用临时心脏起搏器。

5.抗休克治疗　发生心源性休克时可伴有血容量不足、外周血管舒缩障碍等。因此，应在血流动力学监测下，采用升压、扩张血管、补充血容量和纠正酸中毒等抗休克处理。为降低心源性休克的病死率，有条件可行主动脉内球囊反搏术辅助循环，然后做选择性动脉造影，立即行PCI或主动脉-冠脉旁路移植术。

6.治疗心力衰竭　主要是治疗急性左心衰竭，以使用吗啡和利尿剂为主，也可选用血管扩张药减轻左心室的前、后负荷。AMI发生后24小时内不宜用洋地黄制剂，有右心室梗死的病人应慎用利尿药。

7.其他治疗　为防止梗死面积扩大及再梗死，应继续使用肝素或低分子量肝素，口服阿司匹林等抗凝治疗。对前壁心肌梗死伴有交感神经功能亢进者，可选用β受体拮抗剂、钙通道阻滞剂和血管紧张素转化酶抑制剂，有助于改善恢复期心肌的重构，降低心力衰竭的发生率和死亡率。

【预防与保健】

（一）预防

二级预防提倡“双有效”，即有效药物、有效剂量。冠心病二级预防一般指的是ABCDE。

A.一般指长期服用阿司匹林和血管紧张素转化酶抑制剂（ACEI）。前者具有抗血小板凝集作用，可减少冠脉内血栓形成；后者可改善心脏功能，减少心脏重塑、变形，对合并有高血压、心功能不全者更有帮助。

B.应用β肾上腺素能受体拮抗剂和控制血压。目前已证实，若无禁忌证的心肌梗死后使用β阻滞剂，可明显降低心肌梗死复发率、改善心功能和减少猝死的发生。当血压控制在130/85mmHg以下，可减少冠心病的急性事件，且可减少高血压的并发症。

C.降低胆固和戒烟。胆固醇增高是引起冠心病的主要原因，可通过饮食控制和服用降脂药物，降低胆固醇从而降低心肌梗死的再发率。

D.控制饮食和治疗糖尿病。冠心病从某种意义上来说是没有管好嘴，吃出来的。每天进食过多富含胆固醇的食物如肥肉、动物内脏、蛋黄等，是促发冠心病的最大危险因素。因此，心肌梗死后的病人应当远离这些高胆固醇食物，提倡饮食清淡，多吃鱼和蔬菜，少吃肉和蛋。

糖尿病不仅可以引起血糖增高，也是引起脂质紊乱的重要原因。在同等条件下，糖尿病病人的冠心病患病率比血糖正常者要高出2~5倍。由此可见，控制糖尿病对冠心病病人是何等重要。

E.教育和体育锻炼。冠心病病人应学会一些有关心绞痛、心肌梗死等急性冠脉事件的急救知识，如发生心绞痛或出现心肌梗死症状时可含服硝酸甘油和口服阿司匹林等，可大大减轻病情和降低病死率。心肌梗死后随着身体逐渐康复，可根据各自条件在医生指导下，适当参加体育锻炼及减肥。这样不仅可增强体质，也是减少再发心肌梗死的重要举措。

1.戒烟　研究表明，吸烟者冠心病发病率和病死率较不吸烟者增高2~6倍，且与每日吸烟量成正比。因此，不吸烟可显著降低冠心病的发生率。吸烟者，在戒烟后同样可降低冠心病的发生率。

2.合理膳食 宜摄入低盐、低脂、低热量、低胆固醇饮食，多吃新鲜的水果、蔬菜，多食粗纤维食物等。少食多餐，避免暴饮暴食。选择低饱和脂肪酸和低胆固醇饮食，饱和脂肪酸占总热量＜7%，胆固醇＜200mg。

3.适当运动，控制体重 肥胖可增加冠心病的发病率，运动不仅可以控制体重，还可以降低血压、提高外周组织对糖原的摄取与利用，降低血糖、增强体质、提高机体免疫力等。运动方式以有氧运动为主，如散步、游泳、打太极拳等。运动需循序渐进、逐步增加运动量。运动的时间和强度因病情和个体差异而不同，在运动过程中如有任何不适，应立即停止运动。

4.控制血压 高血压是冠心病的危险因素之一。高血压病人在合理膳食、适量运动的基础上，还需保持心情愉悦，避免焦虑、紧张等。坚持服用降压药物，控制血压。

5.保持大便通畅 排便用力，会使腹内压增高，回心血流量增加，心脏负荷加重，容易诱发心绞痛和心肌梗死。冠心病病人应养成良好的排便习惯，平时应有意识地多吃粗纤维食物，如绿叶蔬菜、水果、五谷杂粮等。发生便秘时，切不可强行排便，而应该通过饮食或者药物来改善。此外，不少人喜欢在大便时看书、玩手机，这是一种很不好的习惯，容易形成习惯性便秘，冠心病病人尤应避免。

（二）保健

1.改变生活方式 良好的生活方式是冠心病治疗的基础。冠心病病人应养成良好的生活习惯，合理安排时间，规律作息，保证充足的睡眠，劳逸结合，避免过度劳累，积极控制危险因素。

2.保持心情愉悦 过分紧张、激动时，中枢神经的应激反应，可使小动脉血管异常收缩，导致血压上升、心跳加快、心肌收缩增强，引起冠心病病人心肌缺血、缺氧，从而诱发心绞痛或心肌梗死。因此，冠心病病人需要保持乐观、平和的心态，学会控制自己的情绪，逐渐改变急躁易怒的性格。

3.注意防寒保暖 冠心病病人忌严寒和炎热。冬季应随时注意天气变化，及时增添衣物；外出时戴口罩、帽子、手套，避免迎风疾走；刷牙、洗脸需用温水；在室内时，应避免将门窗开得过大，以防冷空气刺激诱发心绞痛和心肌梗死。夏季，人体血液循环量大幅度增多，交感神经兴奋，心跳增快，增加心脏的额外负担。

4.适当按需进补 冠心病病人进补应遵循“可补可不补者一般不补，能食补者不要药补”的原则。部分体质虚弱、大病初愈的病人可适当选用黄芪、党参、附子、桂枝、人参、何首乌、天麻、枸杞子、冬虫夏草等中药，以及羊肉、核桃、银耳、鹌鹑蛋、山药等食物来进补。心肌梗死的病人体温比正常人低1~2℃，冬天会有怕冷、四肢不温、精神萎靡等症状，可选用红参、附子、当归、干姜、肉桂、桂圆、核桃肉等温阳的补品进补。

5.调整饮食结构　喝水少，容易使血液浓缩、黏稠度增高，加重心脏负担，故要鼓励冠心病病人多饮水，保证每日饮水量在2000~2500ml，忌饮冷水和冰水。多食清淡、易消化和富含营养的食物，如蔬菜、水果、鱼肉和瘦肉等。避免进食过饱，不要吃肥肉，少吃动物内脏，不可大量饮酒，以免加重心脏负担，可适量饮用一些葡萄酒。

案例分析

1.病人1年前出现胸闷症状，反复发作，能自行缓解，为冠心病的心绞痛发作。

2.应提醒病人重视自己的病情，关注病情变化，养成良好的生活方式，低盐、低脂饮食，适量运动，遵医嘱服药，定期复查血糖、血脂、心电图等；随身携带硝酸甘油等，一旦发作可立即舌下含服，若用药后仍不能缓解，应立即就诊，警惕发生急性心肌梗死。

参考答案

知识巩固

一、单选题

1.动脉粥样硬化最重要的危险因素是（　　）

A.高血压　　B.糖尿病　　C.吸烟

D.血脂异常　　E.肥胖

2.心绞痛发作的典型部位是（　　）

A.心尖部　　B.心前区　　C.胸骨体中上段之后

D.胸骨体中下段之后　　E.心底部

3.有利于改善冠心病的因素是（　　）

A.少量饮酒　　B.适度紧张　　C.加快生活与工作节奏

D.轻度高血压　　E.长期高盐饮食

4.急性心肌梗死与心绞痛疼痛的主要区别是（　　）

A.心肌梗死疼痛程度重，持续时间长

B.疼痛的部位不同

C.疼痛的性质不同

D.诱因不同

E.疼痛部位不同

5.下列不属于冠心病分级的是（　　）

A.缺血性心肌病　　B.心脏神经官能症　　C.无症状性心肌缺血

D.隐匿性冠心病　　E.猝死

二、多选题

1.病人避免心绞痛发作的诱因包括(　　)

A.保持情绪稳定，避免过度劳累

B.避免饱餐及受凉

C.需戒烟，可多饮酒以达活血目的

D.宜少食多餐，不宜过饱

E.积极控制血糖

2.心肌梗死的并发症包括(　　)

A.乳头肌功能失调或断裂

B.心脏破裂

C.栓塞

D.心室壁瘤

E.心肌梗死后综合征

三、简答题

冠心病二级预防指的是什么?

技能训练

操作项目　心电监护技术

<table>
<tr><th>操作流程</th><th colspan="2">技术要求</th></tr>
<tr><td>准备</td><td colspan="2">1.操作者　着装整齐，修剪指甲，洗手，戴口罩。
2.照护对象　取舒适体位。
3.环境　室内安静整洁，光线充足，无电磁波干扰；必要时备隔帘或屏风。
4.用物　心电监护仪、电极片3~5个、登记卡、乙醇棉球，执行单、生活垃圾桶和医疗垃圾桶、记录单、笔、免洗手消。</td></tr>
<tr><td rowspan="4">沟通
评估
解释</td><td colspan="2">1.沟通
（1）问好、自我介绍、友好微笑、称呼恰当、举止得体、礼貌用语，选择合适话题，自然开启话题等。
（2）采用有效方法核对照护对象基本信息。</td></tr>
<tr><td colspan="2">2.评估
（1）照护对象的病情、意识状态及合作程度。
（2）照护对象的胸部皮肤情况、指甲有无异常、双上肢有无偏瘫，询问有无乙醇过敏史等。</td></tr>
<tr><td colspan="2">3.解释
（1）为照护对象介绍照护任务、任务目的、操作时间、关键步骤。
（2）介绍需要照护对象注意和（或）配合的内容。</td></tr>
<tr><td colspan="2">4.询问照护对象对沟通解释过程是否存在疑问，并且愿意配合。
5.询问照护对象有无其他需求，环境和体位等是否舒适，询问照护对象是否可开始操作。</td></tr>
<tr><td rowspan="4">连接心电监护仪</td><td>连接电源开机</td><td>1.将监护仪放置于治疗车或床旁桌上适当位置，妥善固定。
2.连接监护仪电源，打开主机开关，检查监护仪能否正常开机，显示屏能否正常显示。</td></tr>
<tr><td>舒适体位</td><td>1.放下操作侧床栏。
2.协助照护对象取舒适的平卧位或半卧位。</td></tr>
<tr><td>连接导联
粘贴电极片</td><td>1.解开衣服，评估皮肤，正确定位，用乙醇棉球/片擦拭皮肤。
2.电极片连接在监护仪ECG导线上。
3.贴电极
（1）右上（RA）　右锁骨中线第一肋间。
（2）左上（LA）　左锁骨中线第一肋间。
（3）右下（RL）　右锁骨中线剑突水平处。
（4）左下（LL）　左锁骨中线剑突水平处。
（5）胸导（C）　胸骨左缘第四肋间。
4.导联线从颈部穿出，穿好照护对象衣服，盖好被盖。</td></tr>
<tr><td>连接血压袖带</td><td>1.排尽袖带中的气体，将袖带缠绕在所测上臂，袖带下缘距肘窝1~2cm处。
2.袖带气囊感应点准确压在肱动脉上。
3.松紧以能容纳一指为宜。
4.输液与测血压不在同一肢体进行（口述）。
5.启动测压。</td></tr>
</table>

续表

操作流程	技术要求	
连接心电监护仪	连接脉搏血氧饱和度监测	1.评估脉搏血氧饱和度监测部位。 2.将探头固定于手指（或脚趾）。 3.红外线指示灯正对手指（或脚趾）甲床部位。 4.用胶布适当固定探头，防止脱落。 5.不在测量血压的手臂上测量脉搏血氧饱和度。
	整理	1.整理心电、血压和脉搏、血氧饱和度监测导线（或传感线），有序规范放置和妥善固定。 2.整理床单元，保持床单元平整有序。 3.拉上床栏，防止照护对象坠床。
	设定参数	（以当时模特心电监护仪显示数据设置） 1.设置ECG监护为Ⅱ导联，心电波形显示清晰。 2.设置测压方式为自动模式。 3.根据照护对象病情调整测压间隔时间。 4.打开报警系统 （1）根据照护对象心率情况，设定报警上下限参数（正常值上下限）。 （2）根据照护对象病情及基础血压，设定报警上下限参数。 （3）设置SpO_2监测报警高限（100%）及低限（90%）。
	观察各项数值/指标有无异常	1.血压是否正常。 2.血氧饱和度。 3.心率和心律。
	指导、整理	1.监测结果告知照护对象并解释其数据的意义。 2.告知照护对象不要自行移动或者摘除电极片及传感器。 3.告知照护对象和家属避免在监测仪附近使用手机，以免干扰监测波形。 4.将呼叫器置于易取处，如有异常及时呼叫。 5.整理床单位。 6.清理用物。
	洗手记录	1.按七步洗手法洗手，取口罩。 2.再次查对床号、姓名、医嘱。 3.记录监测时间及监测结果。
停用心电监护仪	停止监测	1.遵医嘱停止监测。 2.携用物至照护对象床旁，核对照护对象信息。 3.向照护对象解释停用的原因及配合等。 4.关闭监护仪电源开关，放下操作侧床栏。 5.顺序取下SpO_2探头、血压袖带、ECG导线，清洁皮肤，整理线路。
	整理记录	1.安置照护对象于舒适体位。 2.整理照护对象衣服、床单元，拉上床栏。 3.清理用物，规范处理。 4.按七步洗手法洗手，取口罩。 5.再次查对床号、姓名、医嘱。 6.记录停止监测时间。

续表

操作流程	技术要求
注意事项	1.粘贴电极片位置、袖带位置、SpO_2探头位置评估正确。 2.固定合适；电极和导线固定美观，导线未打折缠绕。
评价	1.尊重照护对象，沟通语言恰当，照护对象出现不良情绪，及时给予心理疏导。 2.动作轻柔，程序正确，操作规范，最大限度地做到照护对象的安全防护及隐私保护。

任务三　心力衰竭

PPT

案例导入

案例： 病人，男，52岁，2年前淋雨后出现咳嗽、咳痰伴胸闷，近2年反复出现胸闷、憋气，多于快走或重体力活动时出现，休息后症状减轻故未就诊。1周前，病人无明显诱因突然出现胸闷、气短，夜不能平卧伴双下肢水肿，入院后医生初步诊断为慢性心力衰竭。

问题： 1.病人目前存在的主要问题是什么？

2.应该如何解决？

心力衰竭（heart failure），简称心衰，指在静脉回流正常的情况下，由于原发的心脏损害引起心排血量减少，不能满足组织代谢需要的一种综合征。临床上以肺循环和（或）体循环淤血以及器官、组织血液灌注不足为主要特征。心衰按发作速度和严重程度可分为慢性心力衰竭和急性心力衰竭；按其发生的部位可分为左心力衰竭、右心力衰竭和全心力衰竭；按收缩及舒张功能障碍分为收缩性心力衰竭和舒张性心力衰竭，其中以慢性心力衰竭多见。

【病因】

心力衰竭是心血管疾病中常见的病症和造成死亡的主要原因。随着年龄增加，心力衰竭的发病率明显增加。在我国引起心力衰竭的基础心脏病病因主要是冠心病，其次是高血压。

（一）基本病因

1.原发性心肌损害　包括缺血性心肌损害，如心肌缺血和（或）心肌梗死；心肌炎和心肌病，如病毒性心肌炎及原发性扩张型心肌病；心肌代谢障碍性疾病，以糖尿病心肌病最为常见。

2.心脏负荷过重　压力负荷（后负荷）过重，见于高血压、主动脉瓣狭窄、肺动脉高压等；容量负荷（前负荷）过重，见于主动脉瓣关闭不全、二尖瓣关闭不全、慢性贫血、甲状腺功能亢进症等。

（二）主要诱因

（1）感染　呼吸道感染是引起心衰最常见、最重要的诱因，其他有风湿热、泌尿道感染、感染性心内膜炎等。

（2）严重心律失常　特别是快速性心律失常，心房颤动是诱发心衰最重要的因素。

（3）输液（尤其是含钠盐液体）、输血过多、过快等。

（4）妊娠和分娩时加重心脏负荷，增加心肌氧耗，诱发心衰。

（5）过度体力劳累或情绪激动。

（6）治疗不当如不恰当地停用洋地黄类药物或降压药等。

（7）原有心脏病加重或并发其他疾病心绞痛发展为心肌梗死，风湿性心瓣膜病合并贫血等。

【临床表现】

（一）症状、体征

1.左心衰竭　以肺淤血和心排血量降低为主要表现。

（1）呼吸困难　是左心衰竭最早出现的症状，表现为劳力性呼吸困难、端坐呼吸或急性肺水肿。阵发性夜间呼吸困难是左心衰竭早期的典型表现；急性肺水肿是左心衰竭呼吸困难最严重的形式。

（2）咳嗽、咳痰、咯血　常于夜间发生，坐位或立位时咳嗽可减轻。痰中带血，痰液呈白色浆液性泡沫痰，偶见痰中带血。当肺淤血明显加重或出现肺水肿时，可咳粉红色泡沫样痰。长期肺淤血可引起大咯血。

（3）头晕、心慌、乏力　因心排血量降低而致器官、组织灌注不足及代偿性心率增快所致。

（4）少尿及肾功能损害症状　严重左心衰竭可出现少尿，长期慢性肾血流量减少可出现肾功能不全的相应症状。

2.右心衰竭　以体循环静脉淤血表现为主。胃肠道、肝脏等脏器静脉淤血，可有腹胀、食欲不振、恶心、呕吐、肝区胀痛、腹腔积液、水肿等症状及呼吸困难。

3.全心衰竭　临床常先发生左心衰竭、继之发生右心衰竭，形成全心衰竭。当右心衰竭出现后，右心排血量减少，呼吸困难等肺淤血症状反而有所减轻。

（二）诊断要点

心力衰竭需结合病史、症状、体征及检查做出诊断，有明确的器质性心脏病是诊断的基础。

【治疗要点】

心力衰竭的治疗目标主要是通过治疗原发病，消除诱发因素，以及药物的积极治疗，避免心肌损害的进一步发展，减少甚至逆转心肌重构，避免症状和体液潴留的复发，降低病残率、死亡率，提高病人的生活质量。

（一）基本病因治疗

所有病人都应对心力衰竭的基本病因和危险因素进行评价并积极治疗，如控制高血压、改善冠心病心肌缺血、心脏瓣膜病的瓣膜置换治疗、心室壁瘤的手术矫正等。

（二）消除诱因

控制感染、治疗心律失常尤其是心房颤动伴快速心室率；纠正电解质紊乱、甲状腺功能亢进症、贫血、肾功能损害、过量摄盐、过度静脉补液及使用损害心肌或心功能的药物等。

（三）药物治疗

1.利尿剂 通过排钠排水减轻心脏容量负荷，对缓解淤血、减轻水肿有显著效果。分为排钾利尿剂（氢氯噻嗪、呋塞米等）和保钾利尿剂（螺内酯、阿米洛利等），注意药物的毒性反应及副作用，如低钠血症、低氯血症、低钾血症等。

2.正性肌力药 洋地黄作为传统的正性肌力药，可改善症状、增强心肌收缩力、减慢心率，包括地高辛、毛花苷C（西地兰）、毒毛花苷K等；其他正性肌力药包括多巴胺、多巴酚丁胺、米力农等。

3.肾素–血管紧张素–醛固酮系统抑制剂 血管紧张素转化酶抑制剂（ACEI），长期使用可降低病死率，常用药物有卡托普利、依那普利等；血管紧张素受体拮抗剂（ARB）适用于血管性水肿或顽固性咳嗽而不耐受ACEI者，常用药物如缬沙坦、氯沙坦等；醛固酮拮抗剂，多改善慢性心衰的远期预后较好，常用药有螺内酯等。

4.β受体拮抗剂 长期使用能显著改善预后，提高病人的运动耐力，降低死亡率。常用药物有美托洛尔、比索洛尔等。

5.血管扩张剂 仅在伴有心绞痛或高血压时使用，如硝酸甘油、硝酸异山梨酯、硝普钠等。

（四）非药物治疗

非药物治疗包括心脏再同步化治疗（CRT）、心脏移植、体外循环装置、干细胞移植等。

【预防与保健】

（一）预防

1.病因预防 出现急性心绞痛、心肌梗死、心脏瓣膜疾病等要及时就医，积极控制血压、血糖，减少对心肌的损伤。

2.减少诱因 注意防寒保暖，避免上呼吸道感染的发生，按时规律用药，避免发生各种心律失常；保持情绪稳定，避免过度劳累；避免过量摄盐，过度静脉输液等。

3.生活防护 休息可以降低心脏负荷，促进利尿，是重要的防治措施。保持低钠饮食，经常做有氧运动，如散步、慢跑等。

（二）保健

1.适当的运动 根据病人的情况制定适宜的训练计划。规律运动可降低血压，减轻体重，改善运动耐量，降低过度激活的交感神经系统活性，运动锻炼是最廉价和有效的防治疾病、延缓衰老的保健手段，运动健身的形式有多种，心力衰竭病人最适合的运动是散步，运动量以不引起明显胸闷、憋气症状为宜。

2.养成良好的生活方式　良好的生活方式是维持病情稳定和提高生活质量的保证，包括起居有时、饮食有节、生活规律、适当运动，以及戒烟、不饮酒或少饮酒等。

3.自我监测　自我观察自身的健康状况，如有异常，以便及时就医。病人需根据自己观察的症状和体征，对自己的病情作出初步判断。对于心力衰竭病人，自我评价心功能的方法常用6分钟步行试验，即在平直地面画出一段距离，病人在其间往返走动，病人根据自己的体能决定步履缓急，测量在6分钟内步行的距离。6分钟步行距离＜150m，为重度心功能不全；150~425m为中度；426~550m为轻度心功能不全。本方法安全、简便、易行。

案例分析

1.病人2年间反复出现胸闷、憋气症状，因休息后可缓解故未就诊，本次医生诊断为慢性心力衰竭。

2.应鼓励病人树立治疗的信心，鼓励其配合医生采取综合治疗，如按时服药、密切关注病情变化等，控制心衰症状，提高心脏功能，从而提高生活质量。

知识巩固

参考答案

一、单选题

1.慢性心力衰竭最常见的诱因是(　　)

A.妊娠与分娩　　B.环境、气候的急剧变化

C.发作快心室率房颤　　D.输液过多过快

E.肺部感染

2.左心功能不全最早出现的症状是(　　)

A.咳嗽、咳痰　　B.劳力性呼吸困难

C.心源性哮喘　　D.端坐呼吸

E.乏力

3.引起左心衰竭临床症状的主要原因是(　　)

A.肺淤血、肺水肿　　B.左心室扩大　　C.肺动脉压力增高

D.心肌收缩力降低　　E.体循环静脉压升高

4.下列会引起右心室压力负荷过重的是(　　)

A.三尖瓣关闭不全　　B.主动脉瓣关闭不全　　C.静脉回流量增高

D.肺动脉高压　　E.严重贫血

5.右心衰竭时较早出现的临床表现是(　)

A.上腹胀满
B.肝大
C.颈静脉充盈和怒张
D.对称性下肢凹陷性水肿
E.腹腔积液

二、多选题

1.心力衰竭时下述减轻心脏负荷的治疗措施中，正确的是(　)

A.根据病情适当安排生活，劳动和休息
B.凡是心力衰竭的病人均应卧床休息
C.控制钠盐摄入
D.合理应用利尿剂
E.合理应用血管扩张剂

2.治疗心衰的常用药物包括(　)

A.利尿剂
B.血管紧张素转化酶抑制剂
C.血管紧张素受体激动剂
D.β受体拮抗剂
E.醛固酮受体拮抗剂

三、简答题

心力衰竭常见的诱因有哪些?

书网融合……

题库

技能训练

操作项目 心肺复苏

操作流程		技术要求
准备		1.操作者 行为举止，着装得体，符合职业要求。 2.用物 ①治疗盘：人工呼吸膜（纱布）、纱布（用于清除口腔异物）、血压计、听诊器；②手电筒、弯盘、抢救记录卡（单）；③治疗车、免洗手消及挂架、医疗垃圾桶、生活垃圾桶、笔。
评估		结合具体情况评估（被抢救、环境、安全）。
流程	判断与呼救	1.检查被抢救者有无反应。 2.检查是否无呼吸（终末叹气应看作无呼吸），并同时检查脉搏，5~10秒钟完成。 3.确认被抢救者意识丧失，立即呼叫，启动应急反应系统。 4.取得AED及急救设备（或请旁人帮忙获得）。
	安置体位	1.确保被抢救者仰卧在坚固的平坦表面上。 2.去枕，头、颈、躯干在同一轴线上。 3.双手放于两侧，身体无扭曲。
	心脏按压	1.在被抢救者一侧，解开衣领、腰带，暴露被抢救者胸腹部。 2.按压部位 被抢救者胸部中央，胸骨下半部。 3.按压方法 手掌根部重叠，手指翘起，两臂伸直，使双肩位于双手的正上方垂直向下用力快速按压。 4.按压深度 5~6cm。 5.按压速率 100~120次/分。 6.胸廓回弹 每次按压后使胸廓充分回弹（按压时间：放松时间为1：1）。 7.尽量不要按压中断，中断时间控制在10秒内。
	开放气道	1.如有明确呼吸道分泌物，应当清理被抢救者呼吸道，取下活动义齿。 2.仰头提颌法（怀疑被抢救者头部或颈部损伤时使用推举下颌法），充分开放气道。
	人工呼吸	1.立即给予人工呼吸2次。 2.送气时捏住病人鼻子，呼气时松开，送气时间为1秒，见明显的胸廓隆起即可。 3.施以人工呼吸时应产生明显的胸廓隆起，避免过度通气。 4.吹气同时，观察胸廓情况。 5.按压与人工呼吸之比为30：2，连续5个循环。
	判断复苏效果	1.操作5个循环后，判断并报告复苏效果。 2.颈动脉恢复搏动。 3.自主呼吸恢复。 4.散大的瞳孔缩小，对光反射存在。 5.收缩压大于60mmHg（体现测血压动作）。 6.面色、口唇、甲床和皮肤色泽转红。 7.昏迷变浅，出现反射、挣扎或躁动。
	整理记录	1.整理用物，分类放置。 2.七步洗手，记录被抢救者病情变化和抢救情况。

续表

操作流程	技术要求
注意事项	1.按压的部位和方法要正确，如有失误不但使抢救失败，还可能发生骨折、气胸、内脏损伤、胃内容物反流。 2.按压时注意肘关节伸直，按压放松时手掌根部不能离开按压部位，一旦离开，必须重新定位。 3.被抢救者口腔、咽部有分泌物应及时清除，保持呼吸道通畅，以免阻塞呼吸道。
评价	1.注意保护被抢救者安全和职业防护。 2.抢救及时，程序正确，操作规范，动作迅速。

目标任务学习单

学习日期：	目标完成日期：

学习目标（明确的、可衡量、可实现的）

达成目标存在的困难/解决办法

我的学习笔记

项目三　消化系统常见疾病的预防与保健

学习目标

知识目标

1. 掌握消化系统常见疾病的临床表现、治疗要点、预防及保健。
2. 熟悉消化系统常见疾病的病因。
3. 了解消化系统常见疾病的概念。

技能目标

1. 能够指导照护对象预防消化系统常见疾病并给予保健指导。
2. 能够正确进行口服给药。

素质目标

1. 培养敬佑生命、救死扶伤、甘于奉献、大爱无疆的医者精神。
2. 培养健康的饮食观，热爱生命的价值观。

任务一　急性胃肠炎

PPT

案例导入

案例：病人，男，22岁，既往身体健康，喜食外卖。近日天气炎热，病人与好友聚餐于露天烧烤摊，食用冰镇啤酒、烧烤及部分凉菜，今晨出现食欲不振、呕吐、腹泻伴发热，体温37.9℃。

问题：1.病人目前存在的主要问题是什么？

2.应该如何解决？

急性胃肠炎（acute gastroenteritis）是发生于胃肠黏膜的急性炎症，好发于夏秋季节，与暴饮暴食、饮食不当或摄入生冷、不洁食物有关。

【病因】

（一）病原微生物感染

病毒、细菌、寄生虫等可引起各种类型的感染性胃肠炎。常见的病毒有轮状病毒、腺病毒等；常见的细菌有沙门菌属、嗜盐菌、金黄色葡萄球菌等；常见的寄生虫有阿米巴原虫、贾第虫等。本病常呈集体发病或家族多发的情况。

（二）理化因素

进食过热、生冷、大量酸性等刺激性食物，进食有毒植物或某些药物（如磺胺类药物、水杨酸盐类药、某些抗生素等），或误服强酸、强碱及农药等均可致病。

【临床表现】

（一）症状、体征

1.症状 本病主要表现为恶心、呕吐、腹痛、腹胀、腹泻、发热等。症状严重程度与侵入肠道等微生物数量和毒性类型关系密切，同时也与人体免疫力有关。很多病人有暴饮暴食或食用不洁、腐败、变质食物史。

2.体征 多数病人起病急，出现恶心且呕吐频繁，腹痛剧烈，腹泻频繁且多为水样便，便中可含未消化食物、少量黏液甚至血液等。上腹、脐周有压痛，无肌紧张和反跳痛，肠鸣音亢进，可伴发热、头痛、周身不适和不同程度的中毒症状。呕吐、腹泻严重者可出现脱水、酸中毒等症状，甚至休克。

（二）诊断要点

结合病史和临床症状即可对本病进行初步诊断。如病情严重需进行血液检查、粪便检查等实验室检查。

【治疗要点】

1.症状轻者一般无须用药，可采取居家治疗，注意休息和水分补充，症状可自行缓解。

2.症状严重者须遵医嘱用药，如洛哌丁胺等止泻药、甲氧氯普胺等止吐药、双歧杆菌等肠道菌群调节药物等。

3.感染性腹泻者可适当给予针对性抗生素，但须避免药物滥用。

4.补充水、电解质。症状较轻者口服葡萄糖电解质液，补充体液丢失。如持续呕吐或出现明显脱水者，需静脉补充5%~10%的葡萄糖氯化钠溶液与其他相关电解质。宜摄入清淡流质或半流质饮食，以防脱水；若呕吐频繁则须禁食。

【预防与保健】

（一）预防

急性胃肠炎的发生与暴饮暴食、饮食不当或摄入生冷、不洁食物有关，通过预防和干预危险因素可降低社会群体的危险度。优化生活方式特别是合理饮食是预防急性胃肠炎的重要措施。

1.注意饮食卫生和营养搭配，进食高热量、高蛋白、高维生素、易消化饮食，戒烟酒，避免进食过热、生冷、大量酸性等刺激性食物，避免进食有毒植物或某些药物（如磺胺类药物、水杨酸盐类药、某些抗生素等），进食过程中细嚼慢咽。高胃酸者禁浓缩肉汤和酸性食物，低胃酸者反之。

2.生活作息规律，合理安排工作和休息，适当运动，增强免疫力。

3.调整心态，保持轻松愉快心情。

4.预防本病关键是对食物卫生进行严格把关，做好饮食、饮水卫生和粪便管理；预防本病根本措施是大力消灭苍蝇。冰箱内的食物要生熟分类放置，进食前须烧熟烧透。注意个人卫生，瓜果蔬菜生吃前须消毒，饭前便后洗手。

（二）保健

1.生活保健

（1）饮食　呕吐、腹泻严重者可暂禁食，给予静脉输液；可进食者宜给予清淡、易消化、少渣半流质饮食。同时注意多饮水，可饮淡盐水或口服补液盐。

（2）运动　定期的体育锻炼，增强免疫力。

（3）休息　急性发作期注意休息，减少活动。腹泻较重者，应居家休息。

2.鉴别急危重症　出现呕吐频繁、腹泻次数多、水样便、精神萎靡、乏力、严重脱水者，须及时就医，以防发生水、电解质紊乱、低血容量性休克。

案例分析

1.病人既往体健，因饮食冷热交替，恰好天气炎热，可能食物已经变质，导致病人出现腹泻、食欲不振、呕吐，考虑其发生了急性胃肠炎；由病史可以看出其饮食习惯不是很好，更易加重病情。

2.应观察病人是否出现脱水症状，遵医嘱使用抗生素或止泻药，症状缓解后给予温热易消化食物，并协助其饮用淡盐水，同时嘱其卧床休息。

知识巩固

参考答案

一、单选题

1.急性胃肠炎好发于（　　）

A.冬季　　B.春季　　C.冬春季

D.夏秋季　　E.夏季

2.轻症急性胃肠炎病人治疗不正确的是（　　）

A.一旦发生立即就医　　B.注意休息　　C.补充水分

D.居家治疗　　E.一般无须用药

二、多选题

1.急性胃肠炎对临床表现包括（　　）

A.恶心　　B.呕吐　　C.腹痛

D.腹泻　　E.发热

2.急性胃肠炎多由(　　)感染所致

A.沙门菌属　　B.金黄色葡萄球菌　　C.轮状病毒

D.腺病毒　　E.嗜盐菌

三、简答题

急性胃肠炎的保健应从哪几个方面展开?

任务二　消化性溃疡

PPT

☞ 案例导入

案例：病人，30岁，间歇性上腹疼痛不适三年余，饥饿时疼痛明显，有时午睡痛醒，无明显反酸、嗳气，间歇性发作，每次发作1周左右，腹痛可因进食而缓解，病程中曾有黑便史。门诊钡餐检查无特殊发现，大便隐血试验强阳性。

问题：1.病人目前存在的主要问题是什么？

2.应该如何解决？

消化性溃疡（peptic ulcer）是指胃肠道黏膜被自身消化后形成的溃疡，可以发生于食管、胃、十二指肠、胃-空肠吻合口附近及含有胃黏膜的Meckel憩室。以胃溃疡和十二指肠溃疡最常见，因溃疡形成与胃酸/胃蛋白酶的消化作用有关，又称为消化性溃疡。临床上十二指肠溃疡发病率高于胃溃疡，两者之比是3∶1。十二指肠溃疡多见于青壮年，胃溃疡好发于中老年，但两者都好发于男性。

【病因】

消化性溃疡的发病是多因素相互作用的结果，基本原理是黏膜自身防御/修复因素与对黏膜有损害作用的侵袭因素间失去平衡所致。

（一）幽门螺杆菌感染

幽门螺杆菌感染是消化性溃疡的主要病因。十二指肠球部溃疡病人的幽门螺杆菌感染率高达90%~100%，胃溃疡80%~90%。同样，在幽门螺杆菌感染高的人群中，消化性溃疡的患病率也比较高。根除幽门螺杆菌可加速溃疡的愈合，复发率明显下降。

（二）药物

长期服用非甾体类抗炎药、糖皮质激素、氯吡格雷、双磷酸盐、西罗莫司、化疗药物等药物的病人可能会发生溃疡，其中以非甾体类抗炎药最常见，占10%~25%。大量研究资料表明，服用非甾体类抗炎药病人发生消化性溃疡危险性显著高于普通人群。

非甾体类抗炎药和幽门螺杆菌感染是引起消化性溃疡发病的两个独立因素，治愈两者有无协同作用目前尚无定论。

（三）胃酸和胃蛋白酶

消化性溃疡最终形成是由于胃酸/胃蛋白酶对黏膜的自身消化，而胃蛋白酶活性取决于胃液的pH，当胃液pH＞4时，胃蛋白酶失活。因此，胃酸是消化性溃疡发病的决定因素。

（四）胃排空障碍

十二指肠-胃反流可导致胃黏膜损伤，胃排空延迟、食糜停留过久持续刺激胃窦G细胞，使其不断分泌促胃液素。

（五）其他因素

1.遗传易感性 遗传因素作用不能肯定，但部分的消化性溃疡病人有家族史。此外，O型血者胃溃疡的发病率高于其他血型。正常人胃黏膜内大约有10亿壁细胞，平均每小时分泌盐酸22mmol，而十二指肠球部溃疡病人壁细胞总数平均为19亿，每小时分泌盐酸约42mmol，比正常人高1倍左右。但个体之间壁细胞数量也有很大的差异，在十二指肠球部溃疡和正常人之间存在着显著的重叠现象。

2.吸烟 吸烟者消化性溃疡发生率较不吸烟者高。

3.应激 急性应激（如长期精神紧张、焦虑或过度劳累等）可引起本病的发生。

4.饮食 饮酒、浓茶、咖啡等刺激胃酸分泌，增加溃疡发生的风险；高盐饮食可损伤胃黏膜，使溃疡复发或加重。

【临床表现】

临床表现不一，病人可无症状，也可以出血、穿孔等并发症为首发症状。典型消化性溃疡有以下特征：①病史达数年至数十年；②发作与缓解相交替，发作期可为数周或数月，缓解期长短不一，发作呈季节性，多在秋冬或冬春之交发病，可因精神情绪不良或过劳而诱发；③发作时有与进食相关的节律性上腹痛。

（一）症状、体征

1.症状 上腹部疼痛是本病主要症状，可为钝痛、灼痛、胀痛甚至剧痛，或呈饥饿样不适感。疼痛多位于上腹中部、偏右或偏左。多数病人的疼痛呈现典型的节律，十二指肠溃疡表现为空腹痛［餐后2~4小时和（或）夜间痛］，进食或服用抗酸剂之后可缓解，疼痛的节律为“疼痛—进食—缓解”；胃溃疡疼痛多在餐后1小时内出现，1~2小时后逐渐缓解，至下一餐进食后再次出现，夜间痛也可发生，但较十二指肠溃疡少见，疼痛的节律为“进食—疼痛—缓解”。部分病人无上述典型疼痛，仅表现为无规律上腹部隐痛不适。出现并发症时疼痛性质、节律可发生改变。

2.体征 溃疡活动期可有剑突下固定而局限轻压痛，胃溃疡的压痛点常偏右。缓解期无明显体征。

（二）并发症

1.出血 是消化性溃疡最常见并发症，约50%的上消化道出血是由于消化性溃疡所致。十二指肠溃疡较胃溃疡更易发生。当消化性溃疡侵蚀周围或深处的血管时，可产生不同程度出血。轻者表现为呕血黑便，重者可出现周围循环衰竭，甚至发生低血容量性休克。

2.穿孔 溃疡病灶向深部发展，穿透浆膜层并发穿孔。溃疡穿孔在临床上可分为急性、亚急性、慢性3种类型，其中以急性最常见，是消化性溃疡最严重的并发症。饮酒、劳累、服用NSAIDS等均可诱发急性穿孔。

（1）急性穿孔 穿孔后胃内容物渗入腹膜腔，引起急性弥漫性腹膜炎，表现为突发的剧烈腹痛，持续而加剧，腹肌强直，且有明显的压痛、反跳痛，肝浊音界消失，代之以鼓音，肠鸣音减弱或消失，部分病人可出现休克。

（2）慢性穿孔 又称穿透性溃疡，溃疡深达浆膜层时，已与邻近器官组织粘连，穿孔时胃内容物不致流入腹腔。病程发生比较慢，腹痛规律变得顽固而持续。

3.幽门梗阻 主要由十二指肠溃疡或幽门管溃疡引起。

（1）急性梗阻 多因炎症水肿和幽门部痉挛引起，梗阻多为暂时性，并随炎症好转而缓解。

（2）慢性梗阻 溃疡多次复发，愈合后瘢痕收缩形成持久性的幽门梗阻，幽门梗阻使胃的排空延迟。常见临床表现为：上腹饱胀不适、疼痛，并于餐后加重，反复大量呕吐，且呕吐物为酸腐味宿食，呕吐后症状可缓解。严重频繁呕吐可致脱水、低钾低氯性碱中毒，常继发营养不良。上腹部空腹振水音、胃蠕动波、空腹抽出胃液量＞200ml是幽门梗阻的典型表现。

4.癌变 少数胃溃疡病人可发生癌变，十二指肠溃疡则极少见。对于长期胃溃疡病史，年龄45岁以上，经严格内科治疗4~6周症状仍无好转，粪便隐血试验持续阳性者，应警惕癌变，需进行进一步检查和定期随访。

（三）诊断要点

胃镜和胃黏膜活组织检查，是确诊本病的首选检查方法。对消化性溃疡病人进行胃镜检查，可见胃或十二指肠有溃疡性的改变。对于做胃镜检查有禁忌或不愿接受此项检查者，可做X线钡餐检查以确诊。溃疡直接X线征象是龛影，间接征象是胃大弯侧痉挛性切迹、十二指肠球部激惹、球部畸形等。

【治疗要点】

治疗消化性溃疡的目的在于根除幽门螺杆菌、禁用或慎用对胃黏膜有损的药物，缓解症状，愈合溃疡，防止复发及避免并发症。

（一）根除幽门螺杆菌

消化性溃疡是根除幽门螺杆菌的主要指针之一。推荐以质子泵抑制剂和（或）胶体铋剂加上两种抗菌药的三联或四联治疗方案。根除幽门螺杆菌可以显著降低溃疡的复发率。由于抗菌药物不良反应、耐药菌株的出现、病人依从性差等因素，部分病人胃内的幽门螺杆菌难以根除，此时需因人而异制定多种根除幽门螺杆菌方案。

（二）抑制胃酸分泌

目前临床上常用的抑制胃酸分泌的药物有H_2受体拮抗剂和质子泵抑制剂两大类。

1. H_2受体拮抗剂 主要通过选择性竞争结合H_2受体使壁细胞分泌胃酸减少。常用药物有西咪替丁、雷尼替丁和法莫替丁。

2.质子泵抑制剂 可使壁细胞分泌胃酸的关键酶失去活性，阻滞壁细胞内的H^+转移到胃腔而抑制胃酸分泌，从而胃内达到无酸水平，是抑制胃酸分泌最强的药物。常用药物有兰索拉唑、奥美拉唑等。

（三）胃黏膜保护剂

1.铋剂 这类药物可与溃疡基底面的蛋白形成蛋白-铋复合物，复合物覆盖于溃疡表面，可阻断胃酸、胃蛋白酶对黏膜的自身消化。

2.弱碱性抗酸剂 这些药物可以中和胃酸，短暂缓解疼痛。常用的药物有铝碳酸镁、磷酸铝、硫糖铝和氢氧化铝凝胶等。

3.米索前列醇 具有增强胃、十二指肠黏膜等黏液/碳酸氢盐的分泌，增加黏膜血流及一定的抑制胃酸分泌的作用，孕妇忌用。

4.外科手术 对大量出血经内科治疗无效、瘢痕性幽门梗阻、急性穿孔、胃溃疡疑有癌变、瘢痕性幽门梗阻及正规治疗无效的顽固性溃疡可以选择手术治疗。

【预防与保健】

思政导学

幽门螺杆菌的发现史

最早在1906年，Krienitz和Luger通过人体解剖首次报道人胃内有螺旋体微生物定居，但并未引起注意。直到1980年，澳大利亚病理科医生罗宾·沃伦通过电子显微镜在胃溃疡病人的胃黏膜病理标本里发现了螺旋状细菌。后来学者巴里·马歇尔和罗宾·沃伦一起研究，最终在1982年培养成功这种螺旋状细菌，当时医学界并不相信这种菌可以导致胃炎或胃溃疡。而后马歇尔亲自口服了约10ml纯培养的弯曲杆菌悬液并出现饱胀、呕吐等症状，经胃镜和活检证实患上了胃炎，后应用抗生素治疗好转。该研究结果随后被发表在《柳叶刀》上，引起了学术界的轰动。到1989年，该细菌被正式命名为幽门螺杆菌，并得到了国际医学界的广泛认可和接受。这一成果具有里程碑价值，2位科学家因此获得了2005年诺贝尔生理学或医学奖。

（一）预防

消化性溃疡是由多种病因所致，尽管目前病因尚未完全明确，但主要是由胃十二指肠黏膜损伤因子与自身防御因素失衡所致。预防主要基于减少损伤，提高防御。

1.避免感染　目前认为幽门螺杆菌感染是消化性溃疡的主要成因，避免其感染可减少消化性溃疡的发生。

2.慎重使用非甾体类抗感染药　非甾体类抗感染药是致病的第二大主要因素。据西方国家的统计资料，25%的消化性溃疡和5%的十二指肠溃疡与长期使用非甾体类抗感染药有关。尽管在中国长期使用非甾体类抗感染药比例较低，但其在消化性溃疡的致病作用已被重视。这类药物的致病作用与其种类、剂量和疗程有关。其作用机制除会直接损伤胃黏膜外，还可通过抑制环氧合酶，使得胃肠黏膜中具保护作用的前列腺素合成减少，从而削弱了防御因素。故应慎用非甾体类抗感染药，必须使用时应在专业医师的指导下规范合理用药。

3.戒烟忌酒，规律饮食　消化性溃疡是胃蛋白酶、胃酸对胃黏膜消化损伤的结果。因此，胃蛋白酶、胃酸是溃疡形成的直接原因。预防消化性溃疡，首先要规律饮食，按时吃饭，避免过饱或过饥，少吃刺激性食物，不吃零食，养成良好的生活习惯，并注意防寒保暖，不要熬夜，不要过于疲劳。吸烟会促进溃疡的形成，而且影响溃疡的愈合。

4.调畅情志　急性应激会引起应激性溃疡，而慢性应激的致病作用目前仍有争议，但临床医师发现长期精神紧张者更易患消化性溃疡，或溃疡愈合后复发率更高。慢性应激可通过影响神经内分泌使得十二指肠中酸负荷增加，其次可通过下丘脑-垂体-肾上腺轴，使得胃肠黏膜局部的血流量减少，黏膜屏障作用减弱，从而引起溃疡。因此，要保持乐观情绪，避免紧张和焦虑。

（二）保健

1.系统治疗　消化性溃疡是一种慢性病，必须坚持规律按疗程用药，才能使溃疡痊愈，有效地降低复发率。应根据病人情况，合理选择药物，使用充足剂量、不间断地服药1年以上，才能有效地控制疾病，防止复发。同时，应积极治疗胃十二指肠炎症，积极防治贫血、慢性肝炎等疾病。疼痛加剧或有血便时应立即就医。

2.生活保健

（1）饮食　充足蛋白质、碳水化合物及维生素、适量脂肪，适当控制食盐，养成良好的饮食习惯，注意饮食卫生，选用易消化的食物，避免刺激性食物，戒烟酒，进食时保持心情愉快。避免应用对胃有损害的药物。

（2）运动　生活规律，劳逸结合，加强身体锻炼，提高机体功能状态和免疫力。建议运用调息意守等方法调整呼吸，使大脑皮质发挥对机体内部主导调节的作用，增加血液含氧量，促进全身气血畅通，增强肠胃消化功能及物质代谢，以达到保健强身、防病治病的目的。

（3）心理　日常生活中病人需重视精神调养，避免各种不良精神刺激，保持情绪乐观，精神愉快，内心安定清静；家人及亲属须尽量提供良好的生活环境，满足需求。

3.药膳食疗　在中医理论指导下将食物与药物结合，因时制宜，取药、食两者之长，达到预防消化性溃疡和保健强身的目的。具体药膳包括玫瑰花粥、砂仁粳米粥、栗子糕、藕粉糕、牛奶蜂蜜饮等。

案例分析

1.病人表现为典型的十二指肠溃疡。

2.建议病人立即就医，在医生的指导下服用药物。改变不良生活习惯，需要戒烟限酒、适量运动、规律作息，保持心情愉悦。

知识巩固

参考答案

一、单选题

1.引起消化性溃疡最主要的病因是（　）

A.胃肠壁薄弱　B.刺激性食物　C.长期精神紧张焦虑　D.黏膜萎缩　E.幽门螺杆菌感染

2.十二指肠溃疡的好发部位是（　）

A.十二指肠降部　B.十二指肠球部　C.十二指肠水平部　D.十二指肠升部　E.十二指肠与空肠连接部

3.在治疗胃溃疡药物中，以下药物抑制胃酸分泌最强的是（　）

A.奥美拉唑　B.雷尼替丁　C.氢氧化铝镁　D.枸橼酸铋钾　E.硫糖铝

4.十二指肠溃疡病人上腹部疼痛的典型节律是（　）

A.疼痛—进食—缓解　B.进食—缓解—疼痛　C.缓解—疼痛—进食　D.进食—疼痛—缓解　E.疼痛—进食—疼痛

5.消化性溃疡发作与（　）感染有关

A.链球菌　B.肺炎球菌　C.幽门螺杆菌　D.金黄色葡萄球菌　E.大肠埃希菌

二、多选题

1.以下关于胃溃疡的叙述，正确的是（　）

A.可见于任何年龄，青少年居多

B.慢性病程

C.周期性发作

D.节律性上腹痛

E.春秋季节易发作，容易复发

2.下列不是消化性溃疡最常见并发症的是(　　)

A.穿孔　　B.出血　　C.幽门梗阻

D.癌变　　E.营养不良

三、简答题

对消化性溃疡的病人，如何进行保健指导？

书网融合……

题库

技能训练

操作项目　口服给药

操作流程	技术要求
准备	1.操作者　着装整齐，修剪指甲，洗手，戴口罩。 2.照护对象　照护对象平卧于床上，拉上床挡。 3.环境　室内安静整洁，温、湿度适宜，光线明亮，空气清新。 4.用物　药杯内盛装药物、服药单、记录单、笔、免洗手消。
沟通 评估 解释	1.沟通 (1)问好、自我介绍、友好微笑、称呼恰当、举止得体、礼貌用语，选择合适话题，自然开启话题等。 (2)采用有效方法核对照护对象基本信息。
	2.评估 (1)照护对象病情及治疗情况，是否适合口服给药等。 (2)照护对象的心理状态、合作程度等。 (3)药物相关知识的知晓程度、用药史及过敏史等。
	3.解释 (1)为照护对象介绍照护任务、任务目的、操作时间、关键步骤。 (2)介绍需要照护对象注意和(或)配合的内容。
	4.询问照护对象对沟通解释过程是否存在疑问，并且愿意配合。 5.询问照护对象有无其他需求，环境和体位等是否舒适，询问照护对象是否可开始操作。
流程	1.为照护对象摇高床头，取坐位或半坐位，后颈背部垫好软垫。 2.核对照护对象的姓名、服药单与药物相符。 3.每2~4片药准备100毫升温水，用手腕内侧测试水温适宜，38~40℃。 4.先喂照护对象喝水，润滑口腔及食管。 5.将药杯递给照护对象，请照护对象自行放入口中。 6.取汤匙帮助照护对象喂水，请照护对象吞咽药片，取餐巾纸擦干口周水渍。 7.服用多种药物时，按要求的顺序服用，告知照护对象口服某些药后，暂时不要喝水的原因，以保证疗效。 8.嘱照护对象保持服药体位10分钟以上，再恢复舒适体位。 9.整理用物，洗手，记录。
注意事项	1.照护对象暂时不在或因故未服药者取回药并妥善保管。 2.观察服药后有无呕吐，若有则视情况是否需补发药物。 3.告知照护对象及家属所服药物的作用、不良反应及某些药物服用的特殊要求。
评价	1.操作者取药方法正确，剂量准确。 2.操作者严格执行查对制度。 3.照护对象了解药物的作用及注意事项，能按时、按量正确。

目标任务学习单

学习日期：

目标完成日期：

学习目标（明确的、可衡量、可实现的）

达成目标存在的困难/解决办法

我的学习笔记

项目四　泌尿系统常见疾病的预防与保健

学习目标

知识目标

1. 掌握泌尿系统常见疾病的临床表现、治疗要点、预防及保健。
2. 熟悉泌尿系统常见疾病的病因。
3. 了解泌尿系统常见疾病的概念。

技能目标

能够指导照护对象预防泌尿系统常见疾病并给予保健指导。

素质目标

1. 培养敬佑生命、救死扶伤、甘于奉献、大爱无疆的医者精神。
2. 培养实事求是的科学态度和探索精神，激发自主学习的兴趣，养成良好的生活习惯。

任务一　尿路感染

PPT

案例导入

案例：病人，女，63岁，农民，已婚。于10天前因阑尾炎手术留置导尿管，1周前出现尿频，每日排尿10余次，伴尿急、尿痛及腰痛，体温38℃左右。病人饮食好、睡眠差。对疾病无认识，否认家族性遗传病史。尿常规：尿隐血++、为形态均一性红细胞，血常规检查示白细胞计数11×10^9/L。

问题：1.病人目前存在的主要问题是什么？

2.应该如何解决？

尿路感染（urinary tract infection）又称泌尿系统感染，是尿路上皮对细菌侵入导致的炎症反应，通常伴随有菌尿和脓尿。尿路感染根据感染部位分为上尿路感染和下尿路感染；根据两种感染之间的关系可分为孤立或散发性感染和复发性感染，后者又可分为再感染和细菌持续存在，细菌持续存在也称为复发；根据感染发作时的尿路状态又可分为单纯性尿路感染、复杂性尿路感染及尿脓毒血症。尿路感染常多发于女性，尤其多发于性生活活跃期及绝经后女性。

【病因】

尿路感染95%以上是由单一细菌引起的，其中90%的门诊病人和50%左右的住院病人，其病原菌是大肠埃希菌，此菌血清分型可达140种，致尿感型大肠埃希菌与病人粪便中分离出来的大肠埃希菌属同一种菌型，多见于无症状菌尿或无并发症的尿感；变形杆菌、产气杆菌、克雷伯杆菌、铜绿假单胞菌、粪链球菌等见于再感染、留置导尿管、有并发症之尿路感染者；白色念珠菌、新型隐球菌感染多见于糖尿病及使用糖皮质激素和免疫抑制药的病人及肾移植后；金黄色葡萄球菌多见于皮肤创伤及吸毒者引起的菌血症和败血症；病毒、支原体感染虽属少见，近年来有逐渐增多趋向。多种细菌感染见于留置导尿管、神经源性膀胱、结石、先天性畸形和阴道，肠道、尿道瘘等。

（一）血行感染

细菌从体内的其他感染灶侵入血流，到达肾脏引起感染。较多见于机体免疫能力低或原先已有严重尿路梗阻者，以金黄色葡萄球菌为主要致病菌。

（二）上行感染

为最常见的感染途径。正常情况下，尿道口及其周围有细菌寄生，但一般不引起感染。当机体抵抗力下降、尿道黏膜有轻微损伤、细菌毒力大或某些情况下（如月经期间、性生活后）细菌可侵入尿道并沿尿路上行到膀胱、输尿管甚至肾盂而发生感染。

（三）直接感染

当肾脏周围器官、组织发生感染时，细菌可直接侵入泌尿系统导致感染。但是此感染途径在临床比较罕见。

（四）淋巴道感染

多为盆腔、腹腔有炎症发生时，细菌经该处淋巴管与肾周围淋巴管交通支侵入肾脏，引起感染。这种情况临床也少见。

【临床表现】

（一）症状、体征

1.膀胱炎 占尿路感染的60%以上，主要表现为尿频、尿急、尿痛等膀胱刺激征，伴耻骨上区疼痛不适，部分病人可出现排尿困难。一般无全身感染的表现。病人常有白细胞尿，约30%可出现血尿，偶有肉眼血尿。

2.肾盂肾炎

（1）急性肾盂肾炎 以育龄女性最多见。临床表现与感染程度有关，通常起病急骤，表现如下。

1）全身症状　常有寒战、高热，伴有头痛、全身酸痛、疲乏无力、食欲减退、恶心呕吐等。体温可高达38℃以上，多为弛张热。轻症病人可无明显全身症状。

2）泌尿系统症状　常有尿频、尿急、尿痛等膀胱刺激症状，多伴有腰痛或肾区不适，腰痛多为钝痛或酸痛。部分病人可无明显的膀胱刺激症状，而以全身症状为主。

3）体征　除发热、全身肌肉酸痛外，还可发现一侧或双侧肋脊角或输尿管点压痛和（或）肾区叩击痛。

（2）慢性肾盂肾炎　症状较急性轻，约半数以上有急性肾盂肾炎病史，其后有乏力、低热、腰酸腰痛及肾小管受损的表现。慢性肾盂肾炎急性发作时病人症状明显，类似急性肾盂肾炎。晚期可有高血压、水肿等。病情持续可进展为慢性肾衰竭。

（二）并发症

1.肾乳头坏死　是指肾乳头及其邻近肾髓质缺血性坏死，常发生于伴有糖尿病或尿路梗阻的肾盂肾炎，可同时伴发败血症、急性肾衰竭等。临床表现为高热、剧烈腰痛、血尿，可有坏死组织脱落从尿中排出，阻塞输尿管时发生肾绞痛。

2.肾周围脓肿　常由严重的肾盂肾炎直接扩散而来，病人多有尿路结石、糖尿病等易感因素。除原有症状加剧外，常出现明显的单侧腰痛，且向健侧弯腰时疼痛加剧。

（三）诊断要点

尿中白细胞显著增加，出现白细胞管型提示肾盂肾炎；红细胞也增加，少数病人可有肉眼血尿；尿蛋白常为阴性或微量。临床常用清洁中段尿、导尿或膀胱穿刺尿做细菌定量培养，其中膀胱穿刺尿最可靠。清洁中段尿细菌定量培养≥10^5/ml为真性菌尿，可确诊尿路感染。

【治疗要点】

尿路感染目前治疗方法是合理使用抗菌药物、消除症状、纠正和去除易感因素、预防复发、保护肾功能。治疗要点是合理使用抗菌药控制感染。

（一）全身支持疗法

急性期注意休息，坚持多饮水，勤排尿，有利于炎性产物的排出。宜进食易消化、富含热量和维生素的食物。膀胱刺激症状和血尿明显者，可口服碳酸氢钠片，以碱化尿液、缓解症状、抑制细菌生长和避免血凝块形成。

（二）针对易感因素治疗

如解除尿路梗阻、纠正尿路畸形、提高机体免疫力、控制原发感染灶等。

（三）药物治疗

1.常用药物及用法 如表4-1所示。

表4-1 常用药物及用法

种类	药名	用法用量
磺胺类	复方磺胺甲噁唑	2片，2次/天，口服
喹诺酮类	氧氟沙星	0.2g，2次/天，口服
	环丙沙星	0.25g，2次/天，口服
	左氧氟沙星	0.2g，2次/天，静脉滴注
头孢菌素类	头孢呋辛	0.25g，2次/天，口服
	头孢噻肟钠	2.0g，2次/天，静脉滴注
	头孢曲松钠	1~2g，2次/天，静脉滴注
硝基呋喃类	呋喃妥因	50~100mg，2次/天，口服

2.疗程及疗效观察

（1）急性膀胱炎 任选一种药物口服，连用3天，约90%的病人可治愈。停服抗菌药物7天后，进行尿细菌培养，如结果阴性表示已经治愈；如阳性应继续给予2周抗菌药物治疗。

（2）肾盂肾炎 急性无明显全身感染中毒表现者，宜口服抗菌药物；全身感染中毒症状明显者，需住院联合静脉给药。一般疗程10~14天，或用药至症状完全消失，尿液细菌转阴后3~5天停药。一般用药72小时可显效，如果症状无明显改善则应按药物敏感试验结果更换抗菌药物。如治疗14天后尿菌仍阳性，参考药敏试验选用有效抗菌药继续治疗4~6周。

3.疗效评价标准

（1）见效 治疗后复查尿细菌学为阴性。

（2）治愈 症状消失，尿菌阴性，疗程结束后2周、6周复查尿菌仍阴性。

（3）治疗失败 治疗后持续菌尿；或复发，即治疗后尿菌阴性，但2周或6周后复查尿菌转为阳性，且为同一种菌种。

4.不良反应及用药注意事项

（1）呋喃妥因 可引起恶心、呕吐、腹泻等消化道反应，宜饭后服用，长期用药可出现肢端麻木、腱反射减退等末梢神经炎的表现。

（2）喹诺酮类 可引起轻度消化道反应和皮肤瘙痒等。

（3）磺胺类 药物胃肠道反应明显，宜在饭后服用，同时易在肾小管内形成结晶，损害肾脏引起血尿，应合用等量碳酸氢钠或多饮水。严重肾功能不全、孕妇、婴幼儿、肝病、白细胞和红细胞减少者，不宜用磺胺药。

【预防与保健】

(一)预防

尿路感染的发生与许多危险因素有关，通过预防和干预危险因素可降低社会群体的危险度。优化生活方式是预防尿路感染非常重要的措施。

1.合理膳食和运动　加强营养，坚持体育运动，提高机体抵抗力。多饮水、勤排尿(2~3小时排尿1次)，排尿可以起到冲洗尿路的作用，这是最实用、最有效的预防方法。注意饮食调节，避免过食油腻辛辣等刺激食物。保持规律生活，注意休息、避免劳累。

2.注意清洁

(1)阴部的清洁　注意个人卫生，保持外阴清洁，用温水或1∶2000苯扎溴铵溶液清洗外阴部，每天1~2次，尤其是月经期、妊娠期、产褥期卫生，女性禁止盆浴。女性病人尿道口周围常常有细菌的生长繁殖，而这些细菌绝大多数来自粪便污染，病人可用温开水清洗每晚1次，或者用妇科常用洗液如洁尔阴等清洗，如果上述方法效果不佳，则可用庆大霉素针剂12万~16万U兑入温开水1000ml之中，清洗阴部。另外，病人应当经常换洗内衣，尽量穿着宽松的衣服，不穿紧身裤，局部有炎症时要及时治疗。女婴应勤换尿布。与性生活有关的反复发作者，应注意性生活后立即排尿，并服用抗菌药物。急性期治愈后1年内应避孕。

(2)尿路器械的清洁　在已有尿路感染病史的病人中如必须使用尿路器械，在操作过程当中要注意无菌操作，如怀疑有泌尿道损伤，应注意做尿培养，观察有无尿路感染。

3.预防诱发尿路感染的疾病　告知病人慢性肾盂肾炎消除易感因素对治疗的重要性，鼓励病人积极治疗尿路梗阻等易感因素。对于有宫颈炎、滴虫性阴道炎、霉菌性阴道炎、白带量多等妇科疾患的病人要积极治疗原发病，同时还要积极治疗可以诱发尿路感染的一些慢性疾病，如糖尿病等。

(二)保健

1.生活保健

(1)饮食　急性期进食清淡、营养丰富的食物，补充多种维生素。多饮水，勤排尿，如无禁忌，一般每日饮水量要超过2000ml，督促每2小时排尿1次，以达到冲洗尿路，促进细菌和炎症物质排泄的目的，减轻炎症对膀胱的刺激。

(2)运动　急性期应卧床休息，慢性期一般不宜从事重体力活动和劳动，平时无不适时宜适当进行体育锻炼以增强体质。

(3)心理　尿路感染反复发作，经年不愈，病人心理承受了巨大压力，在正规治疗的同时，应当配合进行心理支持，使病人解除顾虑，在最佳的心理状态下主动配合治疗，早日康复。同时对病人实施健康教育，每天保持乐观的情绪。

2.自我管理　指导病人正确用药方法，观察药物疗效及不良反应。强调必须按时、按量、按疗程服用，切勿擅自停药、换药或增减剂量。喹诺酮类有皮肤瘙痒、消化道症状等不良反应。氨基糖苷类抗生素对肾和听神经有损害，使用期间注意监测病人听力和肾功能。指导病人自我监测尿频、尿急、尿痛等症状，一旦出现不适时应及时就诊。告知病人定期复查尿菌的重要性。

3.中医养生　许多病人因为急性尿路感染治疗不彻底或免疫功能低下导致病程迁延，常常因劳累或感冒反复发作达6个月以上变成慢性尿路感染。中医养生需要通过中药坐浴、针灸以及口服药物的方式改善，具体方法需要结合病人的病情轻重程度判断。

（1）中药坐浴　尿路感染主要是由于病原菌侵入之后引起的现象，可以选择使用马鞭草、败酱草、贯众等药材煮水之后坐浴清洗。

（2）针灸　尿路感染的病人需要及时到中医院做检查，在经过检查之后，也可以对气海穴、足三里穴做针灸治疗，疏通经络，有利于炎症的排出。

（3）口服中药　尿路感染病人在医师指导下通过口服蒲公英颗粒、金银花颗粒等药物治疗也可以促进病情好转。

案例分析

1.病人使用尿道插入性器械，阑尾炎手术后机体抵抗力低下，因而发生尿路感染。

2.病人应做到：①保持规律生活，避免劳累；②坚持劳动和锻炼，增加机体免疫力；③多饮水，勤排尿，保证每天尿量不低于1500ml；④注意个人卫生，尤其是会阴部和肛周皮肤的清洁；⑤按时、按量、按疗程服药，勿随意停药，并按医嘱定期随访；⑥学会识别尿路感染的临床表现，一旦发生尽快治疗。

参考答案

知识巩固

一、单选题

1.尿路感染最常见的致病菌是（　）

A.变形杆菌　　B.克雷伯杆菌　　C.大肠埃希菌

D.粪链球菌　　E.葡萄球菌

2.下列对诊断尿路感染最有意义的是（　）

A.畏寒、发热、血液白细胞增高

B.尿频、尿急、尿痛

C.清洁中段尿培养细菌菌落计数≥10^5/ml

D.尿白细胞＞5/HP

E.尿白细胞酯酶阳性

3.尿路感染最常见的感染途径是(　　)

A.上行性感染　　B.血行感染　　C.淋巴道感染

D.直接蔓延　　E.以上都不是

4.下列疾病女性发病率高于男性的是(　　)

A.尿路感染　　B.尿路结石　　C.尿道损伤

D.单纯性肾病综合征　　E.慢性肾小球肾炎

5.最常见的尿路感染是(　　)

A.肾结核　　B.急性肾盂肾炎　　C.慢性肾盂肾炎

D.急性膀胱炎　　E.无症状细菌尿

二、多选题

1.正规尿细菌培养包括(　　)

A.尿液在膀胱内停留4~8小时

B.尿液新鲜1小时内处理标本

C.清洁消毒外阴及尿道口留尿

D.疗程完后立即培养

E.留中段尿

2.下列属于尿路感染易感因素的是(　　)

A.尿路梗阻　　B.糖尿病　　C.长期保留导尿

D.附睾炎　　E.外阴皮肤慢性炎症

三、简答题

尿路感染的预防从哪几个方面展开?

任务二　尿结石

PPT

案例导入

案例：病人，男，23岁，因1小时前开始恶心和严重的右后肋痛入院。疼痛是间歇性的，放射到其腹股沟。渴时其经常喝可乐等碳酸饮料，不喝水，缺乏运动。病人没有明显的既往病史，也不服用任何药物。病人因疼痛而无法静坐［疼痛量表评分为10分（满分10分）］。腹部无叩诊或触诊压痛，无保护或反弹压痛。无器官肿大或肿块可触及。肋脊角叩击痛。

问题：1.病人目前存在的主要问题是什么？

2.应该如何解决？

尿结石（urethral calculus）是尿液中的矿物质结晶沉积在肾脏，有时会移动到输尿管。它们的体积小至沙粒般，也有些大到如高尔夫球。较小的肾结石常会随尿液排出体外，但如果直径增加到数毫米，可能会堵住输尿管，造成尿液受阻，引起剧烈腰痛，有时疼痛会延伸到下腹部或腹股沟。

【病因】

尿结石可分为原发性和继发性两类，原发性尿道结石少见。男性病人中结石主要嵌顿于前列腺部的尿道、尿道舟状窝或外尿道口。好发于1~10岁儿童，90%为男性。临床表现为尿线极细、尿潴留和尿道疼痛。

大部分尿结石是肾、输尿管、膀胱结石向下排经尿道并嵌于尿道所致。也有少数结石原发于尿道狭窄、感染、潴留性囊肿、黏膜损伤、憩室及异物等。

【临床表现】

（一）上尿路结石

上尿路结石包括肾脏结石和输尿管结石。

1.疼痛

（1）肾绞痛　多突然发作，剧痛难忍，面色苍白，伴恶心呕吐，呈阵发性发作，多见于肾盂内小结石。

（2）腰腹部钝痛　疼痛可呈间歇性发作，多见于肾盂、肾盏内较大结石，有时只要不伴感染，肾脏无功能障碍时亦无明显症状。

（3）放射痛　疼痛由腰腹部放射至同侧睾丸或阴唇和大腿内侧，提示肾盂输尿管连接处或上段输尿管结石；若伴有膀胱刺激症状和尿路与阴茎头部放射痛，提示结石位于输尿管膀胱壁段或开口处。

2.血尿　有镜下血尿和肉眼血尿，以镜下血尿最为多见。常继发于肾绞痛之后，有时也可出现活动后镜下血尿，均由于结石损伤黏膜所致。

3.梗阻　根据梗阻的时间和程度，有急、慢性和完全性与不完全性之分。独肾和双肾结石易发生急性、完全性梗阻，引起急性肾功能不全。慢性梗阻常为不完全梗阻，最终可发生严重肾积水和继发感染，此时可在肋下扪及肿大的肾脏，并有肾区叩击痛。

（二）下尿路结石

下尿路结石包括膀胱结石和尿道结石。

1.膀胱结石　典型症状为排尿突然中断，并感疼痛，可放射至阴茎头部和远端尿道，改变体位后可缓解症状。继发性结石常伴前列腺增生，有时可发生膀胱憩室，若结石位于憩室腔内，可无排尿梗阻症状，但易继发感染。

2.尿道结石　表现为突发性尿线变细、尿流中断、排尿费力、呈点滴状，甚至出现排尿障碍而发生急性尿潴留。有时伴排尿痛，并放射至阴茎头部。部分男性尿道结石可在阴茎或会阴部扪及。

（三）并发症

1.急性尿潴留　尿道结石造成尿道的急性完全梗阻，导致病人膀胱内尿液胀满却无法排尿，十分痛苦，需要急诊处理，去除尿道结石，解除梗阻，恢复排尿。

2.尿路感染　尿道结石合并梗阻时，由于尿液淤滞，会诱发感染，而感染又会引发结晶的析出和沉淀，使原有的结石体积迅速增大，结果进一步加重了尿路梗阻，由此形成了恶性循环。对于已有尿路感染证据的病人，可以使用抗生素。

（四）诊断要点

男性前尿道结石可沿着尿道触及，后尿道结石经直肠指检可触及。女性尿道结石及憩室结石可经阴道触及。B超和X线检查有助于明确诊断。

1.尿常规　镜检可见较多红细胞和少量白细胞，合并感染时，还可发现尿中有脓细胞。尿沉渣晶体性状亦值得注意，常见的有草酸钙、磷酸钙、尿酸晶体。

2.影像学检查　B超可以对输尿管结石进行详细的定位，了解疾病的特点，为泌尿系结石首选的诊断方法。X线平片或经直肠超声检查，可发现后尿道结石，并判断结石位置和大小。

【治疗要点】

尿道结石以手术治疗为主，治疗方式需根据结石的大小、形状、所在部位及尿道状态来确定。尿道结石如果不及时治疗，可能会引起急性尿潴留，病人尿液完全不能排出，滞留在膀胱内，疼痛明显，必须立即送到医院接受急诊治疗，通过手术解除尿道梗阻。

（一）尿道舟状窝结石

可向尿道内注入无菌液体石蜡，然后将结石推挤出尿道口，或者用血管钳子经尿道口伸入将结石取出。

（二）前尿道结石

采用阴茎根部阻滞麻醉下，压迫结石近端尿道，阻止结石后退，注入无菌液体石蜡，再轻轻向尿道远端推挤，勾取或钳出，取出有困难者可选择输尿管镜下碎石后取出。处理切忌粗暴，尽量不做尿道切开取石，以免尿道狭窄。

（三）后尿道结石

1.腔内碎石术　一般多采用将结石轻轻推入膀胱，再按膀胱结石进行腔内碎石处理，目前多采用内镜联合钬激光碎石。

2.骑跨半坐位体位行体外冲击波碎石术　简单易行，碎石效果好，成功率高，副作用小，可作为一种安全有效的尿道结石的治疗方案之一。

【预防与保健】

（一）预防

尿石症的病因和形成过程极为复杂，涉及外界环境因素、内在个体因素、泌尿系统异常和尿液的改变等。外界环境因素如南方患病率高于北方，这提示患泌尿系结石与地域性有关；个体因素中如泌尿系统解剖异常、代谢性疾病、泌尿系异物、药物影响及饮食习惯等，多种因素的异常导致尿液的改变而出现结晶体，这种晶体聚集、生长成团，滞留于泌尿系统中而形成结石。

1.合理膳食和运动　进行适当的体育锻炼，保持合适的体质指数。大量饮水，增加尿量，稀释尿中形成结石物质的浓度，减少晶体沉积，每夜加饮水一次。成年人24小时尿量保持在2~2.5L以上。

2.调节饮食

（1）吸收性高钙尿症病人应摄入低钙饮食。

（2）草酸钙结石病人尤其是高草酸尿症病人应避免摄入诸如甘蓝、杏仁、花生、甜菜、西芹、菠菜、红茶和可可粉等富含草酸的食物。

（3）限制钠盐摄入，每日不超过2g。保持营养均衡，增加粗粮、水果及蔬菜，减少高蛋白饮食。

（4）多饮橙汁和柠檬水，维持稀释的碱性尿是预防和溶解尿酸、胱氨酸结石的基础。当尿pH接近7.0时，不仅可溶解结石，而且可防止结石复发。

（5）高尿酸病人应避免高嘌呤食物，如动物内脏。

3.特殊性预防方法

（1）含钙结石　口服碱性枸橼酸盐、噻嗪类利尿剂及别嘌呤醇。

（2）草酸盐结石　口服维生素B_6、氧化镁，减少尿中草酸含量。

（3）尿酸结石　可口服别嘌呤醇和碳酸氢钠，抑制结石形成。

（4）伴有甲状旁腺功能亢进症　应手术摘除腺瘤。

（5）有尿路梗阻、尿路异物、尿路感染或长期卧床等，应及时治疗。

（二）保健

1.饮食保健

（1）饮食禁忌　泌尿系结石病人在排出或手术取出结石之后，应做化验分析，根据不同的结石成分，做出相应的饮食禁忌。一般草酸钙结石病人，应忌吃含草酸高的食物，如菠菜、西红柿等，忌饮浓茶；磷酸盐结石病人，应控制磷的摄入，如虾皮、海带、肥肉、蛋黄等含磷高的食物；尿酸盐结石病人，应限制蛋白质和富含嘌呤的食物，如啤酒、动物内脏、禽类、海鲜等，以防复发。服糖后尿的酸度均会增加，可使碳酸钙、草酸钙易于沉淀，促使结石形成。因此，患有碳酸钙、草酸钙结石的病人不宜多吃糖。

（2）注意补钙　高尿钙是尿结石形成的危险因素，而食物中高钙因影响体内磷酸盐、草酸盐代谢，从而使尿石症的发生减少。因此，对于尿石症病人来讲从食物中摄取足量的钙质是非常重要的，如牛奶、豆类、玉米、芝麻酱、紫菜、红茶、青茶、绿茶、芹菜、甘蓝、杏干、桃子、橄榄、葡萄均含有较为丰富的钙质；但药物补钙如碳酸钙、葡萄糖酸钙以及促进钙质吸收的维生素D等并不能减少尿石症的发生率，尤其是对于有肾结石史的人补钙要特别慎重。

2.生活起居

（1）注意多饮水　全天常规饮水2~3L，以增加尿量，保持排尿通畅，降低尿中形成结石物质的浓度，减少晶体沉积。养成良好的排尿习惯，不憋尿，改掉喝生水的不良习惯。

（2）不宜在临睡前喝牛奶　人在睡眠之后，随着循环血容量下降，尿量减少，尿中各种有形物质增加，可使尿液变浓。由于牛奶中含钙较多，肾结石中大部分都含有钙盐。结石形成的最危险因素是钙在尿中浓度短时间突然增高。饮牛奶后2~3小时，正是钙通过肾脏排出的高峰，如此时正处于睡眠状态，尿液浓缩，钙通过肾脏较多，故易形成结石。因此，肾结石病人不要在临睡前饮牛奶。

（3）保持良好的卫生习惯　注意外阴清洁，多饮水，每2~3小时排尿1次，以防止细菌上行感染，诱发或加重尿石症。

（4）加强运动　平时要多加强运动锻炼，以促进全身血液循环，加快代谢以减少钙盐的沉积。针对结石在肾盂的不同部位可采取不同的运动方式，如结石在肾盂上即可练习跳绳、跳台阶等使结石向下移动；结石在肾盂下即可练习倒立使结石向上移动，最终使结石经过输尿管排出体外。

3.药物保健

（1）适当补充维生素E　维生素E具有清除氧自由基的作用，可以预防草酸钙结晶引起的活性氧的过氧化损伤，减少肾组织结晶的沉积。对于草酸钙结石的病人，可适量补充维生素E。

（2）调节尿液酸碱　尿酸结石者可少量口服小苏打片，碱化尿液；碳酸钙结石者可服用食醋，酸化尿液。

4.自我按摩保健　疼痛发作时可嘱病人取侧卧位，患侧在上，做深呼吸，使肌肉放松，拍打腰部，体位排石，促进结石排出。

缓解期病人可采取穴位按压的方法。嘱病人仰卧，下肢伸直，将左手中指弯曲，把中指第2关节背尖置于病人左腿足三里穴处按揉2~3分钟，再换右手，按压右腿足三里2~3分钟。再于左小腿上端内侧阴陵泉穴处用右手中指第2关节背尖按揉2~3分钟，再换左手，按压右腿阴陵泉穴处2~3分钟。每日1次。

案例分析

1.病人平时喝可乐，少饮水，缺乏运动，这些不良的生活习惯对尿结石的发生均有影响。

2.病人需要改变不良生活习惯，多饮水，全天常规饮水2~3L，以增加尿量，保持排尿通畅，降低尿中形成结石物质的浓度。养成良好的排尿习惯，不憋尿。多加强运动锻炼，以促进全身血液循环，加快代谢以减少钙盐的沉积。自我按摩保健，疼痛发作时可嘱病人取侧卧位，患侧在上，做深呼吸，使肌肉放松，拍打腰部，体位排石，促进结石排出。

知识巩固

参考答案

一、单选题

1.诊断输尿管结石最简便的方法是（　）

A.摄腹部平片　B.B超检查　C.尿常规检查　D.排泄性尿路造影　E.逆行尿路造影

2.以下血尿应考虑肾、输尿管结石的是（　）

A无痛性血尿　B.终末血尿　C.活动后血尿　D.初期血尿　E.严重血尿伴血块

3.血尿伴绞痛最可能是（　）

A.肾结石　B.肾结核　C.肾水肿　D.肾下垂　E.肾肿瘤

4.老年男性病人饮酒后出现急性尿潴留，最主要的处理措施是（　）

A.针刺　B.肌内注射卡巴胆碱

C.耻骨上膀胱造瘘　　D.膀胱穿刺

E.试行导尿并留置导尿管

5.肾绞痛最常见的原因是(　　)

A肾下垂　　B.肾肿瘤　　C.肾输尿管结石

D.肾损伤　　E.肾盂肾炎

二、多选题

1.尿结石分别包括(　　)

A.肾脏结石　　B.输尿管结石　　C.膀胱结石

D.尿道结石　　E.阴囊结石

2.尿结石引起的疼痛包括(　　)

A.肾绞痛　　B.腰腹部钝痛　　C.放射痛

D.心绞痛　　E.头痛

三、简答题

尿结石的保健从哪几个方面展开?

PPT

任务三　良性前列腺增生症

案例导入

案例：病人，男，56岁，工人，已婚。4年前无明显诱因下出现尿频、排尿不畅，排尿费力，尿线细，射程短，尿后滴沥，夜尿增多，每晚2~3次，否认排尿疼痛，否认排尿中断史，当时未予特殊药物治疗，近日症状进行性加重，夜间排尿次数增加。肛门指检：前列腺增大Ⅲ质地较硬，未及明显结节，无压痛，中间沟浅，直肠内未及肿块。

问题：1.病人目前存在主要的问题是什么？

2.应该如何解决？

良性前列腺增生症（benign prostatic hyperplasia，BPH）是中老年男性常见疾病之一，随全球人口老年化发病日渐增多。良性前列腺增生的发病率随年龄递增，但有增生病变时不一定有临床症状。城镇发病率高于乡村，而且种族差异也影响增生程度，其导致的排尿困难等下尿路症状及相关并发症严重影响老年男性的生活质量。BPH的发病率随着老年男性年龄的增长而增加，60岁时发病率超过50%，80岁以上可达95.5%。

【病因】

有关良性前列腺增生的发病机制研究颇多，但病因至今仍未能阐明。可能由于上皮和间质细胞增殖和细胞凋亡的平衡遭到破坏，其他相关因素如下。

（一）内部因素

雄激素及其与雌激素的相互作用、前列腺间质与腺上皮细胞的相互作用、生长因子、炎症细胞、神经递质及遗传因素等。

（二）外部因素

目前已知良性前列腺增生必须具备有功能的睾丸及年龄增长两个条件。近年来也注意到吸烟、肥胖及酗酒、家族史、人种及地理环境对BPH发生的影响。

【临床表现】

良性前列腺增生的早期由于代偿，症状不典型，随着下尿路梗阻加重，症状逐渐明显，临床症状包括储尿期症状，排尿期症状以及排尿后症状。由于病程进展缓慢，难以确定起病时间。

（一）症状、体征

1.储尿期　主要症状包括尿频、尿急、尿失禁以及夜尿增多等。

（1）尿频、夜尿增多　尿频为早期症状，夜尿次数增加，但每次尿量不多。膀胱逼尿肌失代偿后，发生慢性尿潴留，膀胱的有效容量因而减少，排尿间隔时间更为缩短。若伴有膀胱结石或感染，则尿频愈加明显，且伴有尿痛。

（2）尿急、尿失禁　下尿路梗阻时，50%~80%的病人有尿急或急迫性尿失禁。

2.排尿期　症状包括排尿踌躇、排尿困难以及间断排尿等。随着腺体增大，机械性梗阻加重，排尿困难加重，下尿路梗阻的程度与腺体大小不成正比。由于尿道阻力增加，病人排尿起始延缓，排尿时间延长，射程不远，尿线细而无力。小便分叉，有排尿不尽感觉。如梗阻进一步加重，病人必须增加腹压以帮助排尿。呼吸使腹压增减，出现尿流中断及淋漓。

3.排尿后　症状包括排尿不尽、尿后滴沥等。尿不尽、残余尿增多：残余尿是膀胱逼尿肌失代偿的结果。当残余尿量很大，膀胱过度膨胀且压力很高，高于尿道阻力，尿便自行从尿道溢出，称充溢性尿失禁。有的病人平时残余尿不多，但在受凉、饮酒、憋尿，服用药物或有其他原因引起交感神经兴奋时，可突然发生急性尿潴留。病人尿潴留的症状可时好时坏。部分病人可以是急性尿潴留的首发症状。

4.其他症状

（1）血尿　前列腺黏膜上毛细血管充血及小血管扩张并受到增大腺体的牵拉或与膀胱摩擦，当膀胱收缩时可以引起镜下或肉眼血尿，是老年男性常见的血尿原因之一。膀胱镜检查、金属导尿管导尿、急性尿潴留导尿时膀胱突然减压，均易引起严重血尿。

（2）泌尿系感染　尿潴留常导致泌尿系感染，可出现尿急、尿频、排尿困难等症状，且伴有尿痛。当继发上尿路感染时，会出现发热、腰痛及全身中毒症状。平时病人虽无尿路感染症状，但尿中可有较多白细胞，或尿培养有细菌生长，手术前应治疗。

（二）并发症

1.膀胱结石　下尿路梗阻，特别在有残余尿时，尿液在膀胱内停留时间延长，可逐渐形成结石。伴发膀胱结石时，可出现尿线中断、排尿末疼痛、改变体位后方可排尿等表现。

2.肾功能损害　多由于输尿管反流，肾积水导致肾功能破坏，病人就诊时的主诉常为食欲不振、贫血、血压升高，或嗜睡和意识迟钝。因此，对男性老年人出现不明原因的肾功能不全症状，应首先排除良性前列腺增生。

3.长期下尿路梗阻　可出现因膀胱憩室充盈所致的下腹部包块或肾积水引起的上腹部包块。长期依靠增加腹压帮助排尿可引起疝、痔和脱肛。

（三）诊断要点

良性前列腺增生病人由于为老年病人常合并有其他慢性疾病，诊断时应重视病人全身情况，进行详细问诊、体检、化验，注意心、肺、肝、肾功能。排尿困难症状结合诸项检查，可明确诊断。以下尿路症状（lower urinary tract symptoms，LUTS）为主诉就诊的50岁以上男性病人，首先应该考虑BPH的可能。为明确诊断，需进行初始的临床评估。

1. IPSS评分 1995年国际泌尿外科学会（SIU）推出了IPSS评分体系（表4-2），力图将症状学量化便于比较和协助诊断，也可作为治疗后评价标准。该体系通过6个问题回答确定分数，最高达35分，目前认为7分以下为轻度，7~18分中度，18分以上为重度，需外科处理。IPSS是目前国际公认的判断BPH病人症状严重程度的最佳手段，但主要是BPH病人下尿路症状严重程度的主观反映，与最大尿流率、残余尿量以及前列腺体积无明显相关性，临床工作中可采取此评分体系协助诊疗。

表4-2 国际前列腺症状评分表（IPSS）

在过去一个月您是否有以下症状	完全没有	在五次中					症状评分
		少于一次	小于半数	大约半数	多于半数	几乎每次	
1.是否经常有尿不尽的感觉	0	1	2	3	4	5	
2.两次排尿时间是否经常小于2小时	0	1	2	3	4	5	
3.是否经常有间断性排尿	0	1	2	3	4	5	
4.是否经常有憋尿困难	0	1	2	3	4	5	
5.是否经常有尿线变细现象	0	1	2	3	4	5	
6.是否经常需要用力及使劲才能开始排尿	0	1	2	3	4	5	
7.从入睡到早起一般需要起来排尿几次	没有	一次	二次	三次	四次	五次以下	
	0	1	2	3	4	5	
症状计分的总评分							

2.问病史

（1）下尿路症状的特点、持续时间及其伴随症状。

（2）手术史、外伤史，尤其是盆腔手术或外伤史。

（3）了解既往史，包括性传播疾病、糖尿病、神经系统疾病、可能与夜尿症有关的心脏病病史，以及用药史等。

【治疗要点】

良性前列腺增生的危害性在于引起下尿路梗阻后所产生的病理生理改变。其病理个体差异性很大，而且也不都呈进行性发展。一部分病变至一定程度即不再发展，所以即便出现轻度梗阻症状也并非均需手术。

（一）观察等待

对症状轻微，IPSS评分7分以下可观察，无需治疗。

（二）药物治疗

1. 5α-还原酶抑制剂　适用于治疗前列腺体积增大同时伴中、重度下尿路症状的BPH病人。

2. α_1-受体拮抗剂　适用于有中、重度下尿路症状的BPH病人。目前认为此类药物可以改善尿路动力性梗阻，使阻力下降以改善症状，常用药有高特灵等。

（三）手术治疗

手术仍为良性前列腺增生的重要治疗方法，适用于具有中、重度下尿路症状并已明显影响生活质量的BPH病人。经典的外科手术方法有经尿道前列腺电切术（TURP）、经尿道前列腺切开术（TUIP）以及开放性前列腺摘除术。目前TURP仍是BPH治疗的“金标准”。

（四）微创治疗

1.经尿道前列腺电气化术（TUVP）　适用于凝血功能较差的和前列腺体积较小的BPH病人，是TUIP或TURP的另外一种选择。

2.激光治疗　激光手术的特点是术中出血相对较少，尤其适合于高危因素的病人，如高龄、贫血、重要脏器功能减退等。

【预防与保健】

（一）预防

良性前列腺增生症真正的发病原因至今不完全清楚，有学者认为是由于人体内性激素代谢发生紊乱，尤其是睾酮转化成双氢睾酮数量太多，以致刺激前列腺组织增生；又有学者认为与前列腺内存在的某些生长因子有关，它们会促使前列腺组织增生；亦有人认为与前列腺长期的慢性炎症有关等。由此可见，要想从发病原因上预防前列腺增生症十分困难。尽管如此，以下预防措施对本病仍具有独特的意义。

1.加强身体锻炼　增强体质，延缓衰老，尽可能地减慢与减轻体内性激素代谢紊乱的速度与程度。因为尽管前列腺增生症病因仍未清楚，但从老年后发病会增加这样一个特点看出，此病与衰老有一定的关系。通过跑步、爬山、游泳、打球、做操等运动，可以加快机体的血液循环和新陈代谢，减轻前列腺淤血；有利于保持睾丸功能，延迟睾丸功能的衰退；增强机体抗病能力，减少尿道炎、膀胱炎及前列腺炎的发病机会。

2.养成良好的卫生习惯　生活中要讲究清洁，坚持清洗会阴部是预防前列腺炎的重要环节，男性阴囊分泌汗液较多，细菌常会乘虚而入，这常常是前列腺炎的诱因，该病与前列腺增生密切相关。

3.避免前列腺充血、水肿 避免有可能造成或促进前列腺充血、水肿的各种因素，以免加重前列腺增生的程度或加重前列腺增生的症状。这些因素包括受寒、受湿、饮酒、刺激性强的食物（如辣、辛、酸、凉等食物）等。另外，应及时治疗睾丸或前列腺的某些疾病，如睾丸炎、慢性前列腺炎、尿道炎、膀胱与尿道结石等。

4.注意防寒保暖 平时注意防寒保暖，尽量不要感冒，并注意不要在冰凉的座位上久坐，因为寒冷可以使交感神经兴奋增强，导致尿道内压增加而引起逆流，从而影响前列腺的血液循环，诱发前列腺增生。

5.养成良好的生活习惯 久坐加重痔疮，使会阴部充血引起排尿困难，从而引起前列腺病。另外，骑自行车姿势不当，会过度刺激前列腺，使前列腺血流不畅，诱发或加重前列腺增生和局部充血而使排尿困难。憋尿可使尿液反流进入前列腺，使膀胱颈胀大而压迫局部静脉，造成静脉回流受阻，导致排尿障碍。此外，过频性生活、手淫等，可使雄激素分泌增加，引起前列腺充血，易诱发尿潴留。

6.饮食安排合理 食物要清淡，多吃新鲜蔬菜和水果，少吃高脂肪食物及有刺激性食物。辛辣刺激性食品，既可导致性器官充血，又往往会使痔疮、便秘症状加重，压迫前列腺，加重排尿困难。饮酒可使前列腺及膀胱颈充血水肿而易诱发尿潴留。另外，要多喝开水，以促进人体新陈代谢，加速体内废物排出，尤其是每天早晨空腹喝1杯温白开水，可预防便秘、促进循环及代谢，对尿道还可产生冲洗的作用。

（二）保健

对于患有良性前列腺增生症的病人，加强保健工作可以减轻临床症状，配合相应的治疗能够提高治疗的效果。

1.心理保健 心情舒畅情绪好坏与前列腺密切相关，平时应多些兴趣爱好，使情绪处于愉悦之中，这样有利于神经内分泌系统的正常调节，有益于前列腺的健康。

2.饮食保健 首先要多吃含锌食物，对前列腺增生有肯定的防治效果，可增强人体抵抗力，增加食欲，杀灭细菌。例如，吃南瓜籽、生牡蛎、核桃、花生、鱼、水生贝壳类动物、瘦肉、牛奶、栗子、苹果等含锌丰富的食物；多吃新鲜蔬菜与水果，养成多饮水的习惯。不能因为有排尿困难等症状而减少饮水，这样反而会加重症状；多吃山茱萸、干贝、草莓、栗子、饴糖、胡桃等食品，帮助缓解因前列腺增生症造成的尿频、尿失禁等症状；常服蜂蜜、花粉及其制品，可使前列腺血液循环增加，减轻水肿，明显缩小前列腺组织，多食蜂蜜对预防前列腺肥大有积极意义。其次一定戒酒，其他如辣椒、胡椒等最易诱发前列腺充血以及炎症，应少吃；少吃高脂肪食物，以避免造成体内胆固醇增加给制造睾酮提供“原料”，从而造成前列腺增生症的加重。

3.运动保健 保健体操对于加强膀胱、尿道、会阴、直肠、肛门等疾病部位的肌肉功能有一定的帮助，也有助于排尿功能正常。

（1）仰卧位　两手臂上举后枕于头下，两腿伸直稍分开，用力收缩臀部肌肉，同时肛门紧缩上提，呼吸3~6次，然后放松肌肉，重复3~5次。

（2）仰卧位　两手枕头，膝关节弯曲，脚掌放床面，两脚分开用力将背、腰、臀部向上挺起，同时收缩会阴及肛门部位肌肉，呼吸3~6次，然后放松肌肉，重复3~5次。

4.护理保健　防止性生活过度，但也不可过分的禁欲，否则前列腺会明显充血；养成有规律按时排尿的习惯，千万不能憋尿；不可久坐，经常进行户外锻炼，以促进前列腺的血液循环；注意保暖，防止感冒，不要熬夜，避免疲劳，注意休息等，以帮助人体保持良好的抵抗力。

5.坐浴保健　坐浴可帮助消除前列腺的炎症，松弛尿道的肌肉，对保持小便通畅，解除尿道阻塞有帮助。坐浴时要用温水，每天1次，每次30分钟。禁止在水凉时继续坐浴，浴后立即擦干。亦不可水温过高，以免烫伤。亦可以大黄、毛冬青、忍冬腾各30g，红花12g，吴茱萸、泽兰各15g，水煎取液候温坐浴，每日1剂，早晚各1次，每次15~20分钟。

6.按摩保健　局部按摩可有效减轻前列腺增生引起的各种临床症状。方法是：选用穴位中极、关元、气海。使用摩法、按法、揉法等按摩手法，按顺时针方法摩小腹，7~8分钟；按揉上述穴位，每穴1~2分钟。

7.热敷保健　方法：食盐250g、吴茱萸250g，炒热，布包熨脐腹，冷后在炒热敷之。注意温度不宜过高，以免烫伤皮肤。

8.中医养生　许多病人因为急性尿路感染治疗不彻底或免疫功能低下导致BPH病程延长，常常因劳累或感冒反复发作达6个月以上变成慢性尿路感染。中医养生需要通过中药坐浴、针灸以及口服药物的方式改善，具体方法需要结合病人的病情轻重程度判断。

（1）养生食疗　①肾气不足型：肉桂、车前草煎汤煮粳米，加适量红糖，有温阳利水之功效。②气滞血瘀型：多服南瓜子，可用瞿麦、黄瓜同煮。③湿热蕴结型：可取蒲公英、忍冬藤、石苇、车前草共煮成茶饮。

（2）针灸　①针灸主穴：关元、归来、肾俞、三阴交。②辨证选穴：肾气不足加针中极；肾阳亏虚加灸命门、关元、肾俞；下焦瘀血加针次会阳、膀胱俞；膀胱湿热加针阴陵泉；阴虚火旺加针太溪。

（3）济生肾气丸　此为名方金匮肾气丸加入牛膝、车前子而成，除了温补肾阳外，加强利水通淋、强健筋骨之效。可增强内分泌功能，提高疫力，调整体内水液代谢。成分：肉桂、附子、牛膝、车前子、熟地黄、泽泻等。功效：温肾助阳、利水消肿。

案例分析

1.病人出现尿频、进行性排尿困难、夜尿增多，肛门指检前列腺增大Ⅲ质地较硬，考虑发生了良性前列腺增生症。

2.建议病人立即就医，积极配合治疗。由于病人对疾病认识不足，未及时就诊导致病情加重，故应对病人及其家属进行疾病相关知识讲解。

知识巩固

参考答案

一、单选题

1.导致老年男性排尿困难最常见的疾病是( )

A.膀胱结石 B.膀胱肿瘤

C.神经源性膀胱功能障碍 D.良性前列腺增生

E.前列腺癌

2.前列腺增生病人最典型的症状是( )

A.尿频、尿急、尿痛 B.进行性排尿困难 C.尿潴留

D.尿失禁 E.肉眼血尿

3.诊断前列腺增生症最简便而可靠的检查是( )

A. B超检查 B. CT检查 C.膀胱镜检查

D.残余尿测定 E.直肠指诊

4.嘱泌尿系统疾病病人多饮水的主要目的是( )

A.增多尿量以冲洗尿路，防止感染

B.摄入足量液体，防止水电解质紊乱

C.保证正常尿量，防止急性肾衰竭

D.稀释尿液，减轻疼痛疾病

E.保证体液容量，避免发生休克

5.前列腺增生引起的尿潴留，膀胱膨胀，尿液从尿道口溢出称为( )

A.真性尿失禁 B.压力性尿失禁 C.充盈性尿失禁

D.急迫性尿失禁 E.麻痹性尿失禁

二、多选题

1.治疗前列腺增生症的方法包括( )

A.经尿道前列腺电切术(TURP)

B.经尿道前列腺切开术(TUIP)

C.开放性前列腺摘除术

D.经尿道前列腺电气化术(TUVP)

E.激光治疗

2. 对于前列腺增生说法错误的是(　　)

A. 发病率在60岁时大于50%

B. 发病率在80岁时高达95.5%

C. 前列腺增生的确切病因已明确

D. 前列腺增生的确切病因不明

E. 充溢性尿失禁是前列腺增生早期最常见的症状

三、简答题

良性前列腺增生的预防从哪几个方面展开?

书网融合……

题库

目标任务学习单

学习日期：

目标完成日期：

学习目标（明确的、可衡量、可实现的）

达成目标存在的困难/解决办法

我的学习笔记

项目五　内分泌及代谢系统常见疾病的预防与保健

任务一　糖尿病

PPT

学习目标

知识目标

1.掌握内分泌及代谢系统常见疾病的临床表现、治疗要点、预防及保健。

2.熟悉内分泌及代谢系统常见疾病的病因。

3.了解内分泌及代谢系统常见疾病的概念。

技能目标

1.能够指导照护对象预防内分泌及代谢系统常见疾病并给予保健指导。

2.学会测量血糖，学会使用胰岛素笔。

素质目标

1.培养敬佑生命、救死扶伤、甘于奉献、大爱无疆的医者精神。

2.树立正确的价值观，爱岗敬业，培养分析问题、解决问题的能力，增强民族自豪感。

案例导入

案例：病人，女，50岁，已婚，体重80kg，身高167.5cm，BMI29.4kg/m^2。病人1年前无明显诱因出现口干、多饮，饮水量不详，无多食、多尿及体重下降等症状，未予重视。半月前出现视物模糊，伴听力下降，无头痛、头晕等症。1周前测空腹血糖为13.7mmol/L。病人因开餐馆，工作繁忙，经常三餐无规律，平时缺乏运动。

问题：1.病人目前存在的主要问题是什么？

2.应该如何解决？

糖尿病（diabetes mellitus）是由遗传和环境因素相互作用，致胰岛素分泌或作用缺陷，或者两者同时存在而引起碳水化合物、蛋白质、脂肪、水和电解质等代谢紊乱，是一组以慢性高血糖为特征的代谢异常综合征。可出现眼、肾、神经、心脏、血管等多系统损害，引起功能缺陷及衰竭。重症或应激时可诱发糖尿病酮症酸中毒、高血糖高渗状态等急性代谢紊乱综合征。

采用WHO（1999年）的糖尿病病因学分型体系，根据病因学证据将糖尿病分为4种类型：1型糖尿病（T1DM）、2型糖尿病（T2DM）、妊娠糖尿病和特殊类型糖尿病。妊娠糖尿病是指在妊娠期间首次发生和发现的不同程度的糖代谢异常，包括妊娠前已经存在但被漏诊的孕前糖尿病者及孕期伴随发生的糖耐量异常者。特殊类型糖尿病是指除1型糖尿病（T1DM）、2型糖尿病（T2DM）和妊娠糖尿病外所有的病因引起的糖尿病。

【病因】

T1DM、T2DM和妊娠期糖尿病是临床常见类型。T1DM病因尚未完全明了，其显著的病理学和病理生理学特征是胰岛B细胞数量显著减少至消失所致的胰岛素分泌显著下降或缺失。T2DM的病因目前亦不明确，其显著的病理学特征为胰岛素调控葡萄糖代谢能力的下降（胰岛素抵抗）伴胰岛B细胞功能缺陷所致的胰岛素分泌减少。特殊类型糖尿病是病因学相对明确的糖尿病。

（一）1型糖尿病

绝大多数1型糖尿病是自身免疫性疾病，遗传因素和环境因素共同参与发病。

（二）2型糖尿病

目前对2型糖尿病病因认识不足，有可能是一种特异性情况。其发生发展可分为4个阶段。①2型糖尿病有明显的家族遗传。②胰岛素抵抗和B细胞功能的缺陷。胰岛素抵抗即胰岛素作用的靶器官对胰岛素作用的敏感性降低；B细胞功能的缺陷主要表现是胰岛素分泌异常。③糖耐量减低和空腹血糖调节受损。糖耐量减低是葡萄糖不耐受的一种类型；空腹血糖调节受损是一类非糖尿病性空腹血糖异常，高于正常血糖浓度，但低于糖尿病的诊断值。④临床糖尿病。此期血糖高于并达到糖尿病的诊断标准，但无症状或者逐渐出现糖尿病的症状。

【临床表现】

（一）症状、体征

1型糖尿病多在青少年期起病，起病急，症状明显。2型糖尿病病人多肥胖，起病缓慢，多数人常在体检时发现高血糖。随着病程进展可出现各种急慢性并发症。通常此型病人还有代谢综合征表现及家族史。

糖尿病典型的临床表现为“三多一少”即多饮、多食、多尿、体重减轻。此外，还有皮肤瘙痒、四肢酸痛、麻木、腰痛、性欲减退、阳痿不育、月经失调、便秘、视物模糊等。

（二）并发症

1.糖尿病急性并发症 包括糖尿病酮症酸中毒、高血糖高渗状态、感染及低血糖等糖尿病急性并发症。

2.糖尿病慢性并发症 包括糖尿病大血管病变、糖尿病微血管病变（糖尿病肾病、糖尿病视网膜病变、其他的如糖尿病心肌病等）、糖尿病神经病变、糖尿病足。

（三）诊断要点

目前国际上通用的是WHO提出的糖代谢状态分类标准和糖尿病诊断标准（表5-1）。

表5-1 糖代谢状态分类（WHO，1999）

糖代谢状态	静脉血浆葡萄糖（mmol/L）	
	空腹血糖	糖负荷2小时血糖
正常血糖	＜6.1	＜7.8
空腹血糖受损	≥6.1，＜7.0	＜7.8
糖耐量减低	＜7.0	≥7.8，＜11.1
糖尿病	≥7.0	≥11.1

注：空腹血糖受损和糖耐量减低统称为糖调节受损，也称糖尿病前期。空腹血糖正常参考范围下限通常为3.9mmol/L。

【治疗要点】

糖尿病治疗强调早期、长期、综合治疗及治疗方法个体化的原则。综合治疗包括糖尿病饮食治疗、运动疗法、药物治疗、健康教育及糖尿病自我管理5个方面，及降糖、降压、调脂和改变不良生活习惯等措施，从而防止急性并发症的发生和降低慢性并发症的风险，进一步提高病人生活质量和保持良好的心理状态。

（一）饮食治疗

饮食治疗是糖尿病治疗的基础。其目的是维持理想体重，保证人的正常生长发育，纠正已发生的代谢紊乱，使机体血糖、血脂达到或接近正常水平。

（二）运动疗法

运动疗法在糖尿病病人的综合管理中占重要地位。规律的运动可增加胰岛素敏感性、提高生活质量，有助于控制血糖、减少心血管危险因素。其原则是适量、经常性和个体化。

（三）药物治疗

1.口服降糖药物 可分为主要以促进胰岛素分泌为主要作用的药物，主要包括磺脲类、格列奈类、二肽基肽酶Ⅳ抑制剂（DPP-4i）；通过其他机制降低血糖的药物，主要包括双胍类、噻唑烷二酮类（TZD）、α-糖苷酶抑制剂和钠-葡萄糖共转运蛋白2抑制剂（SGLT2i）。

（1）二甲双胍 目前临床上使用的双胍类药物主要是盐酸二甲双胍。双胍类药物的主要药理作用是通过减少肝脏葡萄糖的输出和改善外周胰岛素抵抗而降低血糖。二甲双胍的主要不良反应为胃肠道反应。从小剂量开始逐渐加量是减少其不良反应的有效方法。

（2）磺脲类药物 属于胰岛素促泌剂，主要药理作用是通过刺激胰岛B细胞分泌胰岛素，提高体内的胰岛素水平而降低血糖。目前在我国上市的磺脲类药物主要为格列本脲、格列美脲、格列齐特、格列吡嗪和格列喹酮。磺脲类药物会导致低血糖、体重增加。有肾功能轻度不全的病人如使用磺脲类药物宜选择格列喹酮。

（3）格列奈类药物 为非磺脲类胰岛素促泌剂，主要有瑞格列奈、那格列奈和米格列奈。此类药物主要通过刺激胰岛素的早时相分泌而降低餐后血糖，需餐前即刻服用，可单独使用或与其他降糖药联合应用（磺脲类除外）。格列奈类药物的常见不良反应是低血糖和体重增加。

（4）噻唑烷二酮类（TZD） 主要通过增加靶细胞对胰岛素作用的敏感性而降低血糖。目前在我国上市的TZD主要有罗格列酮和吡格列酮及其与二甲双胍的复方制剂。TZD的常见不良反应是体重增加和水肿。有心力衰竭、活动性肝病或氨基转移酶升高超过正常上限2.5倍、严重骨质疏松和有骨折病史的病人应禁用本类药物。

（5）α-糖苷酶抑制剂 通过抑制碳水化合物在小肠上部的吸收而降低餐后血糖，适用于以碳水化合物为主要食物成分的餐后血糖升高的病人。餐前即刻吞服或与第一口食物一起嚼服。国内上市的α-糖苷酶抑制剂有阿卡波糖、伏格列波糖和米格列醇。α-糖苷酶抑制剂可与双胍类、磺脲类、TZD或胰岛素联合使用。α-糖苷酶抑制剂的常见不良反应为胃肠道反应。从小剂量开始，逐渐加量是减少不良反应的有效方法。服用α-糖苷酶抑制剂的病人若出现低血糖，治疗时需使用葡萄糖，而食用蔗糖或淀粉类食物纠正低血糖的效果差。

（6）二肽基肽酶Ⅳ抑制剂（DPP-4i） 通过抑制二肽基肽酶Ⅳ（DPP-4）而减少胰高血糖素样肽-1（GLP-1）在体内的失活，使内源性GLP-1水平升高。GLP-1以葡萄糖浓度依赖的方式增加胰岛素分泌，抑制胰高血糖素分泌。目前在国内上市的DPP-4i有西格列汀、沙格列汀、维格列汀、利格列汀和阿格列汀。有肾功能不全的病人使用西格列汀、沙格列汀、阿格列汀和维格列汀时，应按照药物说明书来减少药物剂量。有肝、肾功能不全的病人使用利格列汀不需要调整剂量。

（7）钠-葡萄糖共转运蛋白2抑制剂（SGLT2i） 是一类近年受到高度重视的新型口服降糖药物，可抑制肾脏对葡萄糖的重吸收，降低肾糖阈，从而促进尿糖的排出。目前在我国上市的SGLT2i有达格列净、恩格列净、卡格列净和艾托格列净。SGLT2i有一定的减轻体重和降压作用。SGLT2i可使体重下降0.6~3.0kg。SGLT2i可单用或联合其他降糖药物治疗成人2型糖尿病。SGLT2i单药治疗不增加低血糖风险，但与胰岛素或胰岛素促泌剂联用时则增加低血糖风险。SGLT2i 在轻、中度肝功能受损(Child-Pugh A、B级)病人中使用无须调整剂量，在重度肝功能受损(Child-Phgh C级)病人中不推荐使用。SGLT2i的常见不良反应为泌尿系统和生殖系统感染及与血容量不足相关的不良反应，罕见不良反应包括糖尿病酮症酸中毒(DKA)。此外，用药过程中应警惕急性肾损伤。

2.胰岛素

(1)概述　胰岛素治疗是控制高血糖的重要手段。适用于1型糖尿病病人、2型糖尿病经饮食、运动、药物治疗疗效控制不佳者、严重的糖尿病并发急慢性并发症及应急状态者等。

(2)胰岛素分型　根据来源不同可分为猪胰岛素、人胰岛素和胰岛素类似物3种类型。人胰岛素(如低精蛋白锌胰岛素)比动物来源的胰岛素(如普通猪胰岛素)能更少地引起免疫反应。胰岛素类似物(如门冬胰岛素、赖脯胰岛素)比人胰岛素更符合生理胰岛素分泌及作用模式。

按作用快慢和维持时间长短，可分为超短效胰岛素类似物、短效胰岛素、中效胰岛素、长效胰岛素和预混胰岛素5类。速效和短效胰岛素主要控制餐后高血糖；中效胰岛素主要控制两餐后高血糖，以第二餐为主；长效胰岛素主要提供基础水平胰岛素；预混胰岛素为速效或短效与中效胰岛素的混合制剂。

(3)胰岛素的使用　胰岛素治疗应在综合治疗基础上进行。①胰岛素可以通过皮下注射和静脉注射至体内。②准确用药：准确执行医嘱，按时注射。③胰岛素的保存：未开封的胰岛素放于冰箱2~8℃冷藏保存，正在使用的胰岛素在常温下(不超过25℃)可使用28~30天，无须放入冰箱，应避免过冷、过热、太阳直晒、剧烈晃动等，否则可因蛋白质凝固变性而失效。④选择注射部位与轮换：选择注射部位时，宜选择皮下脂肪丰富的部位，如上臂外侧、臀部外上侧、大腿外侧、腹部等。腹部吸收胰岛素速度最快，其次分别为上臂、大腿和臀部。注射部位要经常轮换，长期注射同一部位可能导致局部皮下脂肪萎缩或增生、局部硬结。⑤监测血糖。⑥防止感染：注射胰岛素时应严格无菌操作，针头一次性使用。

(4)使用注意事项　①使用胰岛素过程时，应密切观察低血糖的发生。②胰岛素类型、种类，注射技术和部位、病人反应差异性、胰岛素抗体形成等均可影响胰岛素起效时间、作用强度和维持时间。③采用强化治疗方案后，可能出现清晨空腹血糖高，其原因可能是"黎明现象"或"Somogyi反应"。"黎明现象"是指夜间血糖控制良好，仅黎明短时间内出现高血糖，可能由于清晨皮质醇、生长激素等胰岛素拮抗激素增多所致，出现黎明现象的病人应该增加睡前胰岛素的用量。"Somogyi反应"是指夜间低血糖未发现，导致体内胰岛素拮抗激素分泌增加，进而出现反跳性高血糖；出现Somogyi反应的病人应该减少睡前胰岛素的用量或改变剂型，睡前适量加餐。④采用强化治疗时，及早识别和处理低血糖的发生。

（四）糖尿病的教育和管理

糖尿病是一种长期慢性疾病，病人的日常行为和自我管理能力是影响糖尿病控制状况的关键因素之一。糖尿病自我管理教育的总体目标是支持决策制定、自我管理行为、问题解决与医疗团队积极合作，糖尿病病人自我管理的教育可提高病人病情控制水平，最终改善临床结局、健康状况和生活质量。糖尿病自我管理教育的方式包括个体教育、集体教育、个体和集体教育相结合以及远程教育，可以是大课堂式、小组式，也可以是个体式。小组式或个体化的教育针对性更强。教育内容包括饮食、运动、血糖监测和自我管理能力的指导等。

【预防与保健】

思政导学

孙思邈梓州治消渴

唐贞观十年（公元636年），梓州刺史李文博因久服丹石，患了消渴，小便频数，昼夜百行，证属阴虚火旺。消渴病类似现代医学的糖尿病，是一种全身慢性代谢性疾病。

孙思邈给他开了黄连丸，服药后症状明显好转。但他又因房劳过度，导致消渴之病加重，体质羸瘦，精神恍惚，口舌焦干而死。孙思邈对此颇为遗憾，并告诫后人：患消渴病，其所慎者有三，一饮酒，二房室，三咸食及面，能慎此者，虽不服药而自可无他；不知此者，纵有金丹亦不可救。

他的论断至今看来也是非常科学的。因此在《备急千金要方·卷二十一》中，孙思邈不但对消渴病有详细的观察和描述，而且对其并发症如肺部感染、心血管病等也有详细论述。

（一）预防

糖尿病的发生与许多危险因素有关，通过预防和干预危险因素可降低社会群体的危险度。优化生活方式是预防糖尿病非常重要的措施之一。

1.合理饮食　①控制总热能、平衡膳食、定时定量、合理餐次分配、限盐限酒，维持理想的体重。建议糖尿病病人能量摄入参考通用系数方法，按照105~126kJ（25~30kcal）/（kg·d）计算能量摄入。再根据病人身高、体重、性别、年龄、活动量、应激状况等进行调整。轻体力劳动126~147kJ（30~35kcal），中度体力劳动147~167kJ（35~40kcal），重体力劳动167kJ（40kcal）以上。儿童、孕妇、哺乳期妇女、营养不良和消瘦、伴有消耗性疾病者每天每千克体重酌情增加21kJ（5kcal），肥胖者酌情减少21kJ（5kcal），使体重逐渐恢复至理想体重的±5%。②膳食结构中三大元素所占比合理，建议大多数糖尿病病人膳食中碳水化合物所提供的能量占总能量的50%~65%；脂肪提供的能量应占总能量的20%~30%；肾功能正常的糖尿病病人，推荐蛋白质的供能比为15%~20%，有肾小球滤过率下降的糖尿病病人蛋白质摄入应控制在每日0.8g/kg体重。③ 限盐：食盐摄入量限制在每天5g以内，合并高血压的病人可进一步限制摄入量。④进餐应定时定量。⑤增加膳食纤维的摄入量，多食新鲜的蔬菜水果。

2.适当运动 运动在2型糖尿病病人的综合管理中占重要地位。规律运动可增加胰岛素敏感性、改善体成分及生活质量，有助于控制血糖、减少心血管危险因素。成人2型糖尿病病人应增加日常身体活动，减少静坐时间，每周至少150分钟（如每周运动5天、每次30分钟）中等强度（50%~70%最大心率，运动时有点费力，心跳和呼吸加快但不急促）的有氧运动，宜饭后30分钟或1小时。伴有急性并发症或严重慢性并发症时，慎行运动治疗。

3.戒烟限酒 吸烟有害健康。吸烟不仅是导致呼吸系统和心脑血管系统疾病的重要危险因素，也与糖尿病及其并发症的发生发展密切相关。有研究表明，吸烟的量越大，糖尿病的发生风险越大，建议所有的糖尿病病人不要吸烟。

不建议糖尿病病人饮酒，若饮酒需计算酒中乙醇所含的能量，女性一天饮酒的乙醇量不超过15g，男性不超过25g（15g乙醇相当于350ml啤酒、150ml葡萄酒或45ml蒸馏酒）。每周饮酒不超过2次。

4.心理干预 糖尿病合并相关痛苦、焦虑、抑郁等问题非常普遍，对治疗和预后影响较大，应重视病人的心理健康状态，有利于控制血糖，提高病人生活质量。

（二）保健

1.生活保健

（1）饮食 低盐、低脂糖尿病饮食，适量补充蛋白质，少量多餐，多吃新鲜水果、蔬菜，增加粗纤维食物摄入，戒烟限酒。

（2）运动 定期的体育锻炼，可控制血糖、改善糖代谢等。建议每日进行30分钟左右的运动，宜饭后30分钟或1小时，每周至少150 分钟有氧运动，如散步、健身舞、步行、骑车、游泳等。

（3）心理 糖尿病是慢性病，病程长、血糖不易控制，病人容易产生不良情绪，要及时做好心理疏导。让病人尽量保持情绪稳定、睡眠充足。

2.自我管理

（1）自我血糖监测是血糖自我管理的核心内容，有条件者，可以自备血糖仪，并学会自测血糖。

（2）血糖监测是糖尿病管理中的重要组成部分，有助于评估糖尿病病人糖代谢紊乱的程度，制定合理的降糖方案，反映降糖治疗的效果并指导治疗方案的调整。使用口服降糖药者可每周监测 2~4 次空腹或餐后2 小时血糖；使用胰岛素治疗者可根据胰岛素治疗方案进行相应的血糖监测；特殊人群的监测，应实行个体化的监测方案。

（3）定时服用降糖药物，病人自己不可随意减药或停药，可在医生指导下，根据病情予以调整。

（4）注意劳逸结合、饮食均衡、戒烟限酒、适当运动、情绪稳定、睡眠充足。

（5）告知病人，一旦出现下列情况及时就诊：服药后，出现心慌、冷汗、皮肤湿冷、面色苍白、四肢颤抖、饥饿感、血压高等；出现恶心、呕吐、食欲下降，出现深而大的呼吸，呼气有烂苹果味等情况。如病情危重，需立即拨打120。

3.中医养生

（1）起居　起居有常，顺应大自然四季更替阴阳变化规律。

（2）食疗　因时因地，结合具体情况坚持食疗，有防治糖尿病的效果，如玉米须茶、决明子茶、苦菊芹菜饮等。

（3）茶饮　中医泡茶饮对糖尿病的控制有较好的辅助功效，如养阴消渴茶、二瓜萝卜汁、益气养阴茶等。

（4）药枕　将桑叶、菊花各50g，薄荷3g，晒干或烘干，研碎，加入细粉冰片2g，拌匀，用厚纱布包裹，装入枕内，装入布袋作枕头使用，可用上3~4个月。

（5）针灸　用拇指用力揉捻降糖穴5分钟；用掌面用力揉按肝俞、肾俞穴各2分钟，指力不足的人，最好用以棍代手，用棍针操作，棍针不仅有按摩的效果，还有间接针灸的功效，可谓一举两得。

（6）按摩　可达到调整阴阳、调和气血、疏通经络、益肾补虚、清泻三焦燥热、滋阴健脾等功效。按摩可以增加胰岛素的分泌，加速糖的利用，使糖的吸收降低，同时可以改善微循环，既能降低血糖，又有预防各类糖尿病并发症的作用。按摩取穴：三阴交穴、阳池穴、胃脘下俞、足三里穴。

案例分析

1.病人开餐馆，工作繁忙，三餐不规律，缺乏运动，这些不良的生活习惯对糖尿病的发生均有影响。目前出现视物模糊，伴听力下降，测空腹血糖为13.7mmol/L，可能已经发生糖尿病视网膜病变。1年前病人无明显诱因出现口干、多饮，饮水量不详，无多食、多尿及体重下降等症状，未引起重视，说明病人及家人对疾病的认识不足。

2.建议病人立即就医，在医生的指导下服用降糖药物，监测血糖的波动，将空腹血糖控制在6.1mmol/L以下，改变不良生活习惯，需要三餐规律、适量运动、规律作息，保持情绪稳定，预防糖尿病并发症的进一步发生。同时，告知病人及家人疾病相关的知识。

参考答案

知识巩固

一、单选题

1.下列不是糖尿病典型症状的是（　）

A.多饮　B.多食　C.多尿

D.眩晕　E.体重下降

2.糖尿病的空腹血糖正常值是（　）

A.≤4.1mmol/L　B.≤6.1mmol/L

C.≤7.0mmol/L　D.≤7.8mmol/L

E.≤11.1mmol/L

3.糖尿病病人运动时间宜选择在（　）

A.餐前30分钟　B.餐前1小时

C.餐后30分钟或1小时　D.餐后2小时

E.餐前或餐后30分钟

4.糖尿病病人建议每人每天的食盐摄入量是（　）

A. 3g以下　B. 4g以下　C. 5g以下

D. 10g以下　E. 15g以下

5.下列说法正确的是（　）

A. 15g乙醇相当于250ml啤酒

B. 15g乙醇相当于350ml葡萄酒

C.女性一天饮酒的乙醇量不超过15g

D. 15g乙醇相当于55 ml蒸馏酒

E. 15g乙醇相当于550ml红酒

二、多选题

1.糖尿病的急性并发症有（　）

A.糖尿病酮症酸中毒　B.糖尿病高渗型高血糖状态

C.低血糖昏迷　D.糖尿病足

E.视网膜脱落

2.关于糖尿病病人的饮食，正确的是（　）

A.限制盐的摄入　B.限制热量　C.增加钙的摄入

D.限酒　E.戒烟

三、简答题

简述糖尿病口服降糖药的分类。

技能训练

操作项目　测量血糖

操作流程	技术要求
准备	1.操作者　着装整齐，修剪指甲，洗手，戴口罩。 2.照护对象　取舒适体位。 3.环境　室内安静整洁，半小时内无清扫，温湿度适宜。 4.用物　血糖监测仪、匹配的血糖试纸、穿刺针、75%乙醇、棉签、血糖记录本、笔、免洗手消。
沟通 评估 解释	1.沟通 （1）问好、自我介绍、友好微笑、称呼恰当、举止得体、礼貌用语，选择合适话题，自然开启话题等。 （2）采用有效方法核对照护对象基本信息。
	2.评估 （1）照护对象的病情、年龄、血糖水平、心理情况、配合程度。 （2）照护对象的双手手指皮肤的颜色、温度、污染情况。
	3.解释 （1）为照护对象介绍照护任务、任务目的、操作时间、关键步骤。 （2）介绍需要照护对象注意和（或）配合的内容。
	4.询问照护对象对沟通解释过程是否存在疑问，并且愿意配合。 5.询问照护对象有无其他需求，环境和体位等是否舒适，询问照护对象是否可开始操作。
流程	1.快速洗手。 2.消毒手指，待消毒液完全蒸发。 3.根据要求把采血针头装入采血笔备用。 4.打开血糖仪，听到“滴”声响后，即可连接血糖试纸后显示“OK”，后即处于备用状态。 5.将采血笔固定在手指欲采血部位（指腹两侧），按下按钮；可根据照护对象局部皮肤情况，调整采血笔针头刺入的深度。 6.轻轻挤压手指，将血糖仪倾斜接触血滴，待足够血液吸入后，滴声响后，等待屏幕上显示血糖的测定值。 7.用干棉签按压穿刺处1~2分钟。 8.告知照护对象所测血糖值及目前要注意的事项。 9.安置舒适体位。 10.整理用物：从血糖仪中取下用过的试纸，放入医疗垃圾桶内，关闭血糖仪。用过的针头放入锐器盒内。 11.洗手、记录。
注意事项	1.血量不够、血糖试纸超过有效期、手指消毒乙醇未干、未将血糖仪代码调到和试纸一样时，都会影响检测的准确性。 2.手指消毒后，一定要等乙醇挥发干燥后再采血。 3.采血部位要交替轮换，不要长期刺扎一个地方，以免形成疤痕。在手指侧边采血疼痛较轻，而且血量足。 4.妥善保管用过的酒精棉球、针头等，最好集中送到社区卫生站处理。

续表

操作流程	技术要求
评价	1.尊重照护对象，沟通语言恰当，照护对象出现不良情绪，及时给予心理疏导。 2.动作轻柔，操作熟练且规范，应变能力强。

操作项目　胰岛素笔的使用

操作流程	技术要求
准备	1.操作者　着装整齐，修剪指甲，洗手，戴口罩。 2.照护对象　取舒适体位。 3.环境　室内安静整洁，半小时内无清扫，温湿度适宜。 4.用物　治疗盘、75%乙醇、胰岛素制剂、胰岛素注射器、胰岛素笔芯、胰岛素针头（一次性物品）、棉签、锐器盒、医用垃圾袋、记录单、笔、免洗手消。
沟通 评估 解释	1.沟通 （1）问好、自我介绍、友好微笑、称呼恰当、举止得体、礼貌用语，选择合适话题，自然开启话题等。 （2）采用有效方法核对照护对象基本信息。
	2.评估 （1）照护对象的病情、年龄、肥胖程度、血糖水平、注射部位局部皮肤情况。 （2）照护对象的心理状态、合作程度、进餐准备情况。
	3.解释 （1）为照护对象介绍照护任务、任务目的、操作时间、关键步骤。 （2）介绍需要照护对象注意和（或）配合的内容。
	4.询问照护对象对沟通解释过程是否存在疑问，并且愿意配合。 5.询问照护对象有无其他需求，环境和体位等是否舒适，询问照护对象是否可开始操作。
流程	1.核对医嘱，查对胰岛素名称、剂型（预混胰岛素需事先摇匀，将胰岛素笔放在手心中，水平滚动10次，然后通过肘关节和前臂的上下摆动，上下翻动10次，使瓶内药液充分混匀，直至胰岛素转变成均匀的云雾状白色液体，避免剧烈摇晃）。 2.消毒胰岛素笔芯前端，正确安装胰岛素笔用针头（平行方向安装针头）。 3.调节旋钮至1U排气，然后调节旋钮至所需剂量。 4.备齐用物，携用物至照护对象床边，有效核对照护对象信息。 5.根据照护对象需求、胰岛素剂型，选择合适的注射部位：腹部、大腿外侧、上臂外侧、臀部。间隔上次注射点1cm以上，避开硬结、瘢痕、感染处。 6.以注射点为中心，用乙醇由中间向周围消毒皮肤，直径约5cm左右，凡乙醇擦拭过的范围，不要再重复擦拭以减少污染（不要使用碘伏消毒）。 7.再次核对，正确皮下注射。成年人及儿童使用4mm、5mm针头垂直90°进针，极度消瘦者及儿童使用6mm、8mm针头需捏皮（左手拇指、示指及中指捏起皮肤），必要时45°进针，考虑存在肌内注射的风险。 8.注射完毕，继续按住推键，针头在皮下停留至少10秒钟。 9.干棉签按压拔出针尖。 10.注射完毕，套上针头的大保护帽，卸下针头，弃置锐器盒。

续表

操作流程	技术要求
流程	11.安置照护对象舒适卧位。 12.根据胰岛素剂型的不同，指导正确的进食时间，预防低血糖发生。 13.整理用物，终末处理，洗手、记录。 14.评估胰岛素笔芯内的剩余量，若不足及时联系医生，为下次注射做好准备。
注意事项	1.注意必须将胰岛素笔注射装置与笔芯架拧紧。 2.每次注射前必须排气，防止剂量不足。 3.胰岛素笔注射器仅供个人使用，防止交叉感染；胰岛素笔用针尖严禁重复使用。 4.注射胰岛素后督促照护对象在规定的时间内进餐。
评价	1.尊重照护对象，沟通语言恰当，照护对象出现不良情绪，及时给予心理疏导。 2.动作轻柔，最大限度地做到照护对象的安全防护及隐私保护。

任务二 甲状腺功能亢进症

PPT

案例导入

案例： 病人，男，26岁，3年前诊断为“甲状腺功能亢进症”，服用“丙硫氧嘧啶”治疗，但服药不规律。半年前病人双目突出，伴有流泪、畏光，无静息性及活动性疼痛，近1月病人服用“丙硫氧嘧啶”25mg qd治疗，病人心悸、怕热多汗，食欲亢进，烦躁易怒，大便2~4次/日，小便正常，精神亢奋，睡眠欠佳。病人因工作较忙，总忘记服药，经常熬夜；应酬较多，故经常吸烟、喝酒。

问题： 1.病人目前存在的主要问题是什么？

2.应该如何解决？

甲状腺功能亢进症简称甲亢，是甲状腺本身产生过多甲状腺激素（TH）所致的甲状腺毒症，以毒性弥漫性甲状腺肿（Graves病）最为常见，约占甲状腺功能亢进症所有类型的80%。Graves病的典型征象是甲状腺弥漫性肿大、浸润性突眼、胫前黏液性水肿。

【病因】

Graves病的发病机制不明，目前公认是遗传因素和环境因素共同作用的自身免疫性甲状腺疾病。

（一）遗传因素

Graves病有显著的遗传倾向，部分病人有家族史。

（二）免疫因素

本病在感染、精神创伤等因素作用下诱发体内免疫功能紊乱。主要特征是病人血清中存在甲状腺细胞促甲状腺激素（TSH）受体的特异性自身抗体，称为TSH受体抗体。Graves病可以自发性发展为甲状腺功能减退。此外，50%~90%的Graves病病人还存在过氧化物酶抗体、甲状腺球蛋白抗体等甲状腺的其他自身抗体。

（三）环境因素

感染、碘摄入量、环境毒素、应激情况、精神刺激和性别等，都对本病发生、发展有影响。

因此Graves病是在遗传易感性的基础上，在感染、应激、精神刺激等因素作用下，引起体内的免疫功能紊乱，最终导致甲状腺功能异常。

【临床表现】

（一）症状

（1）以代谢亢进和神经、循环、消化等系统兴奋性增高为主要临床表现，典型症状有易激惹、烦躁、失眠、心悸、乏力、怕热、多汗、消瘦、食欲亢进、大便次数增多或腹泻等。女性月经稀少，甚至闭经，男性性欲减退、阳痿。可伴低钾性周期性瘫痪和近端肌肉进行性无力、萎缩。

（2）眼部改变分为非浸润性（单纯性）突眼和浸润性突眼，即Graves眼病，表现为眼部畏光、流泪、异物感、胀痛、复视、视力下降等，严重者可出现失明。

（3）甲状腺危象（thyroid crisis） 是甲状腺毒症急性加重的一个综合征，发生原因与甲状腺激素大量进入循环系统有关。常发生于较重的甲状腺功能亢进症未予治疗或治疗不充分的病人。常见诱因有感染、手术、创伤、精神刺激等。临床表现有高热、大汗、心动过速（心率>140次/分）、烦躁、焦虑不安、谵妄、恶心、呕吐、腹泻，严重病人可有心衰、休克及昏迷等。临床上高度怀疑本症及有危象前兆者应按甲状腺危象处理。本病的死亡率在20%以上。

（二）体征

1.皮肤温暖、潮湿、多汗　消瘦体型。

2.神经系统　焦虑、烦躁。伸舌或双手平举可见震颤、腱反射活跃。

3.眼部表现　非浸润性突眼病人眼球轻度突出，可伴有眼裂增宽、瞬目减少及凝视、眼球内侧聚合不能或欠佳等眼征。浸润性突眼病人双眼球明显突出，可超过中国人群眼球突出度3mm以上，少数病人为单侧突眼。可见眼睑肿胀、结膜充血水肿、眼球活动受限、复视等。

4.甲状腺　Graves病病人甲状腺多呈弥漫性肿大，质地软或坚韧，无压痛，上、下极可触及震颤，闻及血管杂音。

5.心血管系统　心率增快，心尖部第一心音亢进，可闻及血管杂音，存在心律不齐。可有收缩压升高、舒张压正常或下降、脉压增大。

6.胫前黏液性水肿　多见于胫骨前下1/3部位。皮损多为对称性，皮肤增厚、变粗，如橘皮样。

（三）诊断要点

根据甲状腺肿大的表现，结合血清甲状腺激素水平增高，TSH减低，诊断为甲状腺功能亢进症。而甲状腺功能亢进症诊断的成立及弥漫性甲状腺肿大则是诊断Graves病的必备条件。早期轻症、小儿及老年人的不典型甲状腺功能亢进症，则有赖于甲状腺功能测定和其他必要的特殊检查方可确诊，还要排除其他原因所致的甲状腺功能亢进症。

【治疗要点】

目前尚不能针对Graves病进行病因治疗。主要采用抗甲状腺药(antithyroid drugs，ATD)、放射碘和手术治疗三种方法。ATD的作用是抑制甲状腺合成激素，放射碘和手术则是通过破坏甲状腺组织，减少甲状腺激素的产生。

1.抗甲状腺药物(ATD) 包括硫脲类和咪唑类，硫脲类包括丙硫氧嘧啶(propylthiouracil，PTU)和甲硫氧嘧啶等；咪唑类包括甲巯咪唑(methimazole，MMI)和卡比马唑等。它们的作用机制是抑制碘的有机化和甲状腺酪氨酸偶联，减少甲状腺激素的合成。ATD治疗是甲状腺功能亢进症的基础治疗。但是单纯ATD治疗的愈合率仅40%左右，复发率高达50%~60%。它主要适用于：①轻、中度病情；②甲状腺轻、中度肿大；③孕妇、高龄或由于其他严重疾病不适宜手术者；④手术前和^{131}I治疗前的准备；⑤手术后复发且不适宜^{131}I治疗者。剂量与疗程如下。①治疗期：MMI10~30mg/d，每天1次口服；或者PTU每次50~150mg，每天2~3次口服。病情严重者加大剂量。治疗期每4周监测甲状腺功能1次。②维持期：当血清甲状腺激素达到正常后减量，MMI维持剂量5~10mg/d，每天1次口服或者PTU每次50~100mg，每天2~3次口服。维持12~18个月，维持期每2个月监测甲状腺功能1次。

2.放射碘 ^{131}I治疗甲状腺功能亢进症的目的是破坏甲状腺组织，减少甲状腺激素的产生，其已有60年的历史，方法简单、经济、治愈率高。它主要适用于：①甲状腺肿大Ⅱ度以上；②对ATD过敏；③ATD治疗或手术治疗后复发；④甲状腺功能亢进症合并心脏病；⑤甲状腺功能亢进症伴白细胞减少；⑥甲状腺功能亢进症合并肝、肾等脏器功能损害；⑦拒绝手术治疗或有手术禁忌证；⑧浸润性突眼，并发放射性甲状腺炎，诱发甲状腺危象等。

3.手术治疗 主要适用于：①甲状腺肿大显著(＞80g)，有压迫症状；②中、重度甲状腺功能亢进症，长期服药无效，或停药复发；③胸骨后甲状腺肿；④ATD治疗无效或过敏的妊娠病人，手术需在妊娠4~6个月施行。手术禁忌证：①合并较重心、肝、肾疾病；②妊娠1~3个月和7~9个月。主要是采用甲状腺次全切术，两侧留下2~3g的甲状腺组织，复发率为8%；甲状腺全切复发率为0%。主要并发手术损伤致永久性甲状旁腺功能减退症和喉返神经损伤。

4.甲状腺危象的治疗 ①针对诱因治疗。②抗甲状腺药物PTU500~1000mg首次口服，以后每次250mg、每4小时口服1次。③复发碘溶液每次5滴、每6小时一次。服用PTU1小时后开始服用。一般使用3~7天。④β受体组织剂：普萘洛尔60~80mg/d、每4小时一次。⑤糖皮质激素：氢化可的松300mg首次静脉滴注，以后每次100mg，每8小时一次。⑥在上述常规治疗效果不满意时，可选用血液透析、腹膜透析等措施迅速降低血浆甲状腺激素浓度。⑦降温：高热者予物理降温，避免用阿司匹林类药物。⑧其他支持治疗。

5.Graves眼病(GO)的治疗

(1)一般治疗 高枕卧位，限制钠盐及使用利尿剂，可减轻眼部水肿。可戴有色眼镜。睡眠时眼睑不能闭合者用生理氯化钠溶液纱布保护角膜。

（2）活动性GO给予泼尼松40~80mg/d，每天2次口服，持续2~4周。然后每2~4周减量至2.5~10mg/d。糖皮质激素治疗需持续3~12个月。

（3）球后外照射　与糖皮质激素联合使用可以增加疗效，不能耐受大剂量糖皮质激素时采用本疗法，一般不单独使用。

（4）治疗GO时甲状腺功能亢进症的处理　加重GO的危险因素有吸烟、T_3＞5nmol/L、活动期持续超过3个月、甲状腺功能亢进症治疗后发生甲状腺功能减退等。轻度活动性GO时，治疗甲状腺功能亢进症可选择ATD、^{131}I和手术任何一种方法。如果有上述的危险因素时，需要同时使用糖皮质激素，预防GO加重。泼尼松0.4~0.5mg/（kg・d），持续1个月，后2个月逐渐减量；中重度活动性GO治疗甲状腺功能亢进症时选择MMI或手术治疗，同时给予糖皮质激素治疗；非活动性GO治疗甲状腺功能亢进症时可以选择ATD、^{131}I和手术任何一种方法，不需加用糖皮质激素。ATD治疗甲状腺功能亢进症时定期监测甲状腺功能，及时调整药物剂量，避免发生药物性甲状腺功能减退。

（5）眶减压手术　如糖皮质激素和球后外照射无效，角膜感染、压迫导致的视网膜和视神经改变可能导致失明时，需要行眶减压手术。

（6）吸烟可加重本病，应戒烟。

6.妊娠甲状腺功能亢进症的治疗

（1）甲状腺功能亢进症合并妊娠治疗　已患甲状腺功能亢进症的妇女最好在甲状腺功能恢复正常后考虑怀孕，以减少妊娠不良结果。如果病人正在接受ATD治疗，血清TT_3、TT_4达到正常范围，停用ATD后3个月可以怀孕。

（2）妊娠期新发甲状腺功能亢进症治疗　建议转诊上级医院。

【预防与保健】

（一）预防

1.合理饮食　是对甲状腺功能亢进症预防的最佳方式，由于多数疾病都是因为饮食不当引起的，因此人们在日常生活中要适当饮食，避免进食辛辣、刺激性的食物，对于不同地区的人们合理地摄入含碘的食物，是对甲状腺功能亢进症治疗比较重要的一项措施。

2.预防病因　该种方式也可有效地预防甲状腺功能亢进症，例如，不吃碘成分高的药物、食物，提升身体抵抗能力，换季时多穿衣服，避免引起感冒，以防病人患上甲状腺炎合并甲状腺功能亢进症。

3.避免受到精神刺激　在日常生活和工作中，应做到有规律的学习、生活、工作，日常不可过于悲伤，要平衡心态，可听轻缓的音乐，以调节自我情绪。

4.注重劳逸结合　在日常生活中做到不要过于劳累、注意起居有常，调整自我生活乐趣，平时要适当参加体育活动，例如打太极、散步等，其不仅可以增强自身机体免疫力，也能更好地预防甲状腺功能亢进症。

5.定期检查 部分已经患有甲状腺功能亢进症的病人，在发病早期症状不明确，体检后可明确是否患上甲状腺功能亢进症，但是如果未做体检，在发现症状后才到医院做检查，可能会使病人错过最佳治疗期。

（二）保健

1.饮食 高蛋白、高热量、高维生素的食物，确保营养充足，但是不可食用咖啡、浓茶等。

2.按时按量服药 告知病人不能擅自改变药物的剂量或随意停药。

3.规律生活 对生活、学习、工作进行合理安排，防止情绪过度紧张。在早期发病阶段要多注意休息，从而可以更好地对病情进行控制，当症状得到控制之后，可以适当地参加对身体有益的工作、活动。

4.定期到医院复查。

5.中医养生

（1）起居 起居有常，顺应大自然四季更替阴阳变化规律。

（2）食疗 因时因地，结合具体情况坚持食疗，有改善甲状腺功能亢进症症状的效果，如蒲公英汁、赤芍粥、青柿蜂蜜饮等。

（3）茶饮 中医泡茶饮对甲状腺功能亢进症的防治有较好的辅助功效，如荔枝杏仁茶、夏枯草菊花茶等。

（4）针灸 治疗阴虚火旺的甲状腺功能亢进症病人，选择臑会穴、气舍穴、间使穴、太冲穴和太溪穴；治疗气阴两虚的甲状腺功能亢进症病人，选择合谷穴、天鼎穴、水突穴、关元穴以及照海穴。

案例分析

1.病人因工作较忙，应酬较多，经常熬夜，还经常吸烟、喝酒，说明病人作息不规律，生活习惯不好。病人总忘记服药，服药不规律，说明病人及家人对疾病的认识不足。

2.病人需改变不良生活习惯，戒烟限酒，按时按量服药，规律作息，保持情绪稳定，预防甲状腺功能亢进症的进一步发展。同时向病人及家人普及疾病的相关知识。

知识巩固

参考答案

一、单选题

1.甲状腺功能亢进症时最具有诊断意义的体征是（ ）

A.心率加快，第一心音亢进　　B.弥漫性甲状腺肿伴血管杂音

C.突眼　D.脉压大

E.心脏增大

2.抗甲状腺功能亢进症药物治疗一般疗程是(　)

A.症状缓解即可停药　B.症状缓解后3个月　C.症状缓解后半年

D.疗程>一年　E.疗程>一年半

3.下列不属于甲状腺功能亢进症临床表现的是(　)

A.易激惹　B.多饮、多尿　C.烦躁

D.食欲亢进　E.大便次数增多

4.以下不属于甲状腺功能亢进症体征的是(　)

A.闻及血管杂音　B.心率增快　C.呼吸缓慢

D.多汗　E.皮肤增厚

5.以下为抗甲状腺药物的是(　)

A.丙硫氧嘧啶　B.阿司匹林　C.甲氨蝶呤

D.秋水仙碱　E.甲泼尼龙

二、多选题

1.甲状腺危象的临床表现有(　)

A.高热　B.大汗　C.心动过速

D.呕吐　E.腹泻

2.关于甲状腺功能亢进症病人饮食，正确的是(　)

A.高蛋白　B.高热量　C.高维生素

D.高钾　E.低钠

三、简答题

甲状腺危象的治疗要点是什么?

任务三　骨质疏松

PPT

☞ 案例导入

案例： 病人，女，50岁，已婚。近两年感腰背疼痛明显，以弯腰和下蹲时加剧，近一月腰背疼痛加剧，每日饮咖啡一杯（约200ml），每日喝牛奶250ml，每周运动<3次。1年前滑倒后出现腕部骨折，后痊愈。双光能X线骨密度检查（DXA）：L_1~L_4骨密度T值-2.7（即低于正常2.7个标准差）。X线片无明显异常。

问题： 1.病人目前存在的主要问题是什么？

2.应该如何解决？

骨质疏松症（osteoporosis，OP）是一种以骨量降低和骨组织微结构破坏为特征，导致骨脆性增加和易于骨折的代谢性骨病。

【病因】

（一）体内雌激素水平降低

随着年龄的增长，性腺功能逐步衰退，性激素分泌下降，故使骨形成和骨吸收过程的动态平衡关系破坏，钙向骨骼中沉积的速度减慢，而骨钙转化成血钙的过程加快，造成老年性骨质疏松。在此过程中，雌激素对骨骼影响更明显，因而绝经期妇女骨质疏松比男性更多。

（二）饮食

参与骨骼代谢的物质主要来自食物，从食物中摄取足够的钙、磷等元素，通过各代谢环节，最后沉积在骨骼中。若钙、磷等元素摄入不足，血钙浓度降低，则要动用骨骼中的钙以补充血钙不足，从而发生骨质疏松。

（三）维生素D不足

维生素D是通过阳光中的紫外线照射皮肤而合成的。由于日光照射的减少，尤其在寒冷冬季，使维生素D的合成转化发生异常，导致骨质疏松症的发生。

（四）运动量减少

骨骼在一定应力作用下，其骨密度会增加，骨皮质的厚度和骨小梁的密度数量和质量也会增加。活动量减少，运动强度下降，使骨骼承受的应力降低，出现骨质疏松。

【临床表现】

（一）骨痛和肌无力

轻者无症状，仅在X线摄片或骨密度（BMD）测量时被发现。疼痛是骨质疏松症最常见、最主要的症状。另外，由于骨质疏松其骨的承重能力明显下降，而肌肉必然承受更多的力，长久必然引起肌肉疲劳、劳损，从而产生肌肉及肌膜性疼痛，尤以腰、背部为甚。

（二）骨折

骨质疏松最严重的后果是骨折。主要在髋部、脊柱、胸腰椎、桡骨远端、肱骨近端及踝部。髋部骨折最为严重，以老年性OP病人多见，通常于摔倒或挤压后发生。

（三）并发症

驼背和胸廓畸形，它是由于骨质疏松造成椎体变形而引起的，也是临床上的重要体征之一。病人生活不能自理，故容易发生肺部、泌尿系统感染及心脑血管异常。因胸廓畸形使肺活量减少，从而影响心脏功能。

【治疗要点】

1.骨吸收抑制剂　双膦酸盐类、RANKL单克隆抗体(地舒单抗)、降钙素、雌激素、选择性雌激素受体调节剂（SERMs），其中双膦酸盐类是目前临床上应用最为广泛的抗骨质疏松症药物，主要包括：阿仑膦酸钠、唑来膦酸、利塞膦酸钠、伊班膦酸钠和诺膦酸等。

2.骨形成促进剂　甲状旁腺类似物，代表药物：特立帕肽，此类药物可以提高骨密度，降低椎体和非椎体骨折的危险。

3.双重作用药物　罗莫佐单抗，可以增加骨质疏松症病人骨密度，降低椎体及髋部骨折风险。

4.其它机制类药物　活性维生素D及其类似物（阿法骨化醇、固化剂三醇、艾地骨化醇），此类药物更适用于老年人、肾功能减退及1α羟化酶缺乏或减少的病人，具有提高骨密度、减少跌倒、降低骨折风险的作用。

5.中药治疗　中医认为，骨质疏松是由于肝肾不足，筋骨失养，加之脾胃虚弱，气血不足，精血虚弱，不能濡养筋骨，导致骨枯髓减。骨质疏松与肾虚的关系尤为密切，肾虚是骨质疏松的主要原因，治疗应以补肾为主，从整体观念辨证论治，标本兼治。

6.生物物理疗法　有研究认为，低强度复合脉冲电磁场通过对钙调节激素及细胞因子的影响，抑制破骨细胞作用，促进成骨细胞作用，有效抑制甚至逆转骨质疏松的效果，使骨量增加而不破坏骨的重建过程，且与药物疗法相比较，有见效快、维持时间长无不良反应等优点。

【预防与保健】

（一）预防

防治骨质疏松症是一个十分复杂的问题，一旦出现骨质疏松再纠正就极为困难。因此，预防显得更为重要。补充钙制剂只是一个方面，更需注意的是日常饮食和加强运动。

1.一级预防 应从儿童、青少年做起，如合理膳食，有意识地多食用含Ca、P高的食品，如鱼、虾、虾皮、骨头汤、鸡蛋、豆类、精杂粮、芝麻、海带、牛奶（250ml含Ca 300mg）、乳制品、瓜子、绿叶蔬菜等。尽量减少危险因素，坚持科学的生活方式，如坚持体育锻炼，多接受日光浴，不吸烟、不饮酒、少喝咖啡、浓茶及含碳酸饮料，少吃糖及食盐，动物蛋白也不宜过多，晚婚、少育，女性哺乳期不宜过长，一般母乳喂养1年，尽可能保存体内钙质，丰富钙库，将骨峰值提高到最大值是预防生命后期骨质疏松症的最佳措施。对有遗传倾向的高危人群，重点随访，早期防治。

2.二级预防 人到中年，尤其绝经后妇女，钙丢失量加速进行。此时应每年至少进行1次骨密度检查，以了解骨密度。近年来多数学者主张在妇女绝经后开始并坚持长期预防性补钙，以安全、有效地预防骨质疏松。日本多主张用骨化三醇（罗钙全）预防骨质疏松症，同时积极治疗与骨质疏松症有关的疾病，如糖尿病、类风湿关节炎、脂肪泻、慢性肾炎、甲状旁腺功能亢进症或甲状腺功能亢进症、骨转移癌、慢性肝炎、肝硬化等。

3.三级预防 对退行性骨质疏松症病人，应积极进行抑制骨吸收（雌激素、CT、Ca），促进骨形成（活性维生素D）的药物治疗，还应加强防摔、防碰、防跌倒等措施。对中老年骨折病人应积极手术，实行体疗、理疗、营养、补钙、镇痛、促进骨生长，遏制骨丢失，提高免疫功能及整体素质等综合治疗。

（二）保健

退行性骨质疏松症是骨骼发育、成长、衰老的基本规律，但与激素调控、营养状态、物理因素、免疫状况、遗传基因、生活方式、经济文化水平、医疗保障等方面有关，若能及早加强自我保健意识，提高自我保健水平，积极进行科学干预，退行性骨质疏松症是可能延缓和预防的。

1.运动 可增加和保持骨量，并可增强老年人的应变能力，减少骨折等意外的发生。步行、跑步、上下楼梯等都可强化骨骼组织，对病人有很大益处。最适合老年人的运动方式是散步，运动量应根据老年病人自身具体情况而定。运动原则是阳光明媚、空气清新、由慢到快、量力而行、持之以恒、平路步行、循序渐进。

2.营养状态与生活方式 戒除烟酒、少饮咖啡、良好的精神情绪、饮食中有意识地增加含钙高的食物，停用致骨质疏松的药物等均有一定的辅助治疗作用。

3.阳光照射　即人们常说的“晒太阳”，经常晒太阳，对防治骨质疏松症是非常必要的。晒太阳及室外活动既有治疗骨质疏松症的作用，又有预防骨质疏松症发生的作用。尤其是对老年人、儿童及妊娠期、哺乳期、绝经后妇女来说是非常必要的。

4.补充钙剂　不论何种骨质疏松症均应补充适量的钙剂，使每日钙的总摄入量达800~1200mg。但是钙磷比例失调时也会影响钙的吸收和利用。当磷缺乏时，会导致骨量减少。老年人由于摄入减少，加之对鱼、肝、肉、蛋等含磷丰富的食物有恐惧心理，摄入不足，尽管补充了足够的钙，但由于没有足够的磷，钙沉积并无明显增加。牛奶中钙磷比例适当，能达到钙、磷双补的作用。

补钙时禁忌摄入含植酸、草酸、鞣酸和含脂肪酸食物，如菠菜、猪油和肥肉等。因这些食物和钙相结合，可减少钙的吸收。为避免食物成分的相互作用和影响，以减少钙的丢失，牛肉、鱼、海产品、瘦猪肉等也尽量少吃，因其在消化过程中释放氨基酸，可使肠道酸度增高，与钙形成不易吸收的钙盐。

有多种激素可促进肠钙的吸收，最主要的是活性维生素D。老年人的活性维生素D水平偏低，影响钙的吸收和利用。补钙的同时需补充活性维生素D。

5.预防意外　摔跤是骨质疏松病人骨折及软组织创伤的主要因素，要注意家居安全，房间内光线要充足，少放置障碍物，地毯要固定。视力、听力下降的老年骨质疏松病人，日常生活如起床、上厕所、洗澡等，都要特别照顾，以防跌倒。

案例分析

1.病人出现腰背疼痛，有饮咖啡的习惯，运动少，有骨折史。结合病人的检查结果，考虑其发生了骨质疏松。

2.建议病人及时就医，遵医嘱服药。在医生的指导下加强锻炼，每周3~5次，每次30分钟以上，运动方式可以选择快走、慢跑、跳舞、健身操、游泳等。每日晒太阳30分钟，必要时给予维生素D药物补充。日常饮食除牛奶外，增加其他富钙食品的摄入，如豆制品、虾皮等。戒除不良生活习惯，改变每日饮咖啡的不良生活方式。预防跌倒，避免二次骨折的发生。

知识巩固

参考答案

一、单选题

1.骨质疏松最典型的临床表现是(　　)

A.疼痛，脊柱变形和发生脆性骨折　　B.畸形、疼痛、反常活动

C.畸形、疼痛、弹性固定　　D.高热、寒战、腹痛

E.骨擦音

2.骨质疏松可发生于不同性别和任何年龄，但多见于(　)

A.男性、儿童　　B.青年和男性成年

C.儿童及妇女　　D.绝经后妇女及老年男性

E.哺乳期女性

3.骨质疏松的表现有(　)

A.腰酸背痛　　B.手足抽搐　　C.出现驼背

D.骨折、体力下降　　E.以上都是

4.骨质疏松的临床表现有(　)

A.无明显症状　　B.疼痛是最主要、最明显症状

C.椎体骨折危害最大　　D.桡骨骨折是最常见的并发症

E.容易髋关节脱位

5.预防骨质疏松症的措施不包括(　)

A.适量补充钙剂　　B.多进行适当的户外运动

C.静养休息　　D.中医针灸按摩

E.多食用富含维生素D的食物

二、多选题

1.病人，女，62岁。因全身不明原因疼痛1年入院，诊断为骨质疏松症。对其饮食指导，以下正确的是(　)

A.低盐饮食　　B.钙饮食　　C.高蛋白饮食

D.忌喝咖啡　　E.戒酒

2.病人，女，52岁。因腰酸背痛前来就诊，诊断为骨质疏松。关于骨质疏松的病因，正确的是(　)

A.膳食结构不合理，缺乏钙质　　B.停经后未做雌激素替代治疗

C.缺乏体育锻炼　　D.长期大量饮浓茶、浓咖啡

E.晒太阳过多

三、简答题

骨质疏松的保健措施有哪些?

任务四　高尿酸血症和痛风

PPT

案例导入

案例： 病人，女，31岁。2年前无明显诱因右足第一跖趾关节红、肿、痛，自行服用止痛药，无症状后停药。后每半年反复发作，右足第一跖趾关节红、肿、痛，疼痛时口服秋水仙碱及非甾体类抗炎药，服用过别嘌呤醇。近半年发作频率加剧，右足第一跖趾关节持续肿痛，行走困难，血尿酸614μmol/L。

问题： 1.病人目前存在的主要问题是什么？

2.应该如何解决？

高尿酸血症（hyperuricemia，HUA）是嘌呤代谢障碍引起的慢性代谢性疾病，少数病人可以发展成为痛风。

痛风（gout）是由于嘌呤生物合成代谢增加，尿酸产生过多或因尿酸排泄不良而致血中尿酸升高，尿酸盐结晶沉积在关节滑膜、滑囊、软骨及其他组织中引起的反复发作性炎性疾病。其临床特点为：高尿酸血症及尿酸盐结晶、沉积所致的特征性痛风性关节炎、痛风石、间质性肾炎，严重者见关节畸形及功能障碍，常伴尿酸性尿路结石。多见于体型肥胖的中老年男性和绝经期后妇女。痛风分为原发性痛风和继发性痛风两类，原发性痛风占大多数。

高尿酸血症如果没有出现急性关节炎等症状时，不能称之为痛风。只有出现症状，才能叫痛风。

【病因】

（一）高尿酸血症的形成

痛风的生化标志是高尿酸血症。尿酸是嘌呤代谢的终产物，主要由细胞代谢分解的核酸和其他嘌呤类化合物及食物中的嘌呤经酶的作用分解出来，人体尿酸的主要来源为内源性，大约占总尿酸的80%。高尿酸血症的主要原因包括：嘌呤代谢过程中各环节引起的嘌呤合成增加，导致尿酸生成过多；肾小球尿酸滤过减少，肾小管对尿酸的重吸收增加，同时尿酸盐在泌尿系统沉积，导致肾脏对尿酸排泄减少。

（二）痛风的发生

原发性痛风属于遗传性疾病，由先天性腺嘌呤代谢异常所致，80%~90%病人有尿酸排泄障碍。继发性痛风可由肾病、血液病、药物及高嘌呤食物等多种原因引起。当血尿酸浓度过高或在酸性环境下，尿酸析出结晶，沉积在骨关节、肾脏、皮下组织等，导致痛风性关节炎、痛风肾、痛风石等。

（三）痛风的诱因

摄入大量高嘌呤和高蛋白食物、饮酒、过度疲劳或关节受伤、寒冷、手术、感染等。

【临床表现】

（一）痛风性关节炎

1.急性关节炎 急性关节炎病人常于夜间突然疼痛而惊醒，初次发病仅侵犯单个足趾关节和第一跖趾关节，受累关节明显肿胀、局部发热发红、疼痛剧烈伴活动受限，常在1周左右自行缓解，至下一次发作有相对较长的间歇期。其他易受累的关节依次为足、踝、跟、膝、腕和肘关节，大关节受累可伴有关节腔积液。饥饿、饱餐、饮酒、疲劳、寒冷、感染可诱发急性关节炎。

2.慢性非特异性滑膜炎 早期的急性关节炎发作未经治疗或治疗不规范导致反复发作者，可逐渐发展为慢性非特异性滑膜炎。慢性非特异性滑膜炎表现为发作频繁，间歇期缩短，发作后不能完全缓解，晚期出现关节畸形。

（二）痛风石

痛风石为皮下无痛性黄白色赘生物，大小不一，初期质软，后逐渐变硬如石。痛风石以耳廓及跖趾、指间、掌指、肘等关节常见，表现为持续性关节肿痛、压痛、畸形、关节功能障碍等。

（三）痛风性肾损害

痛风性肾损害包括痛风性肾病、梗阻性肾病、尿酸性肾石病、急性肾衰竭等，表现为夜尿增多、少尿或无尿、白细胞尿、高血压、水肿等。较大的尿酸结石可引起痛风性肾损害包括痛风性肾病、梗阻性肾病、尿酸肾石病、急性肾衰竭等，表现为夜尿增多、少尿或无尿、白细胞尿、高血压、水肿等。较大的尿酸结石可引起肾绞痛、肉眼血尿、肾积水、继发性尿路感染等。

（四）其他非典型表现

高尿酸血症的非典型表现包括肾结石、骨质疏松、脊柱活动障碍、瘫痪、椎体半脱位、痛风性腱鞘炎、痛风性皮肤改变等。

【诊断要点】

高尿酸血症和痛风根据诱因、家族史、泌尿道尿酸结石及典型关节炎表现可做出诊断。

（一）血尿酸

男性或绝经后女性血尿大于420μmol/L（7.0mg/dl），绝经前女性血尿酸大于

350μmol/L（7.0mg/dl），可确诊为高尿酸血症。

（二）尿酸排泄量

限制嘌呤饮食5天后，24小时尿酸排出量＞3.57mmol（600mg），提示尿酸生成增多。

（三）X线检查

早期为软组织肿胀表现，以后骨质不规则缺损，软骨破坏，关节面不规则，慢性期关节腔变窄，穿凿样骨质缺损。

（四）超声显像

可检出尿酸性结石及混合性结石。

【治疗要点】

（一）一般治疗

避免诱因，如饮酒、暴食、外伤等；忌食高嘌呤食物，如海鲜、豆类等；忌用抑制尿酸排泄的药物；多饮水，保证24小时水的摄入量大于2L；碱化尿液，如口服碳酸氢钠等。

（二）急性期治疗

1.非甾体抗炎药　为高尿酸血症和痛风的一线用药，可有效缓解急性痛风症状。常用药物有吲哚美辛、布洛芬、美洛昔康等。

2.秋水仙碱　一般服药后6~12小时症状减轻，24~48小时内缓解，但可导致骨髓抑制、肝细胞损害、秃发、精神抑郁等。静脉注射药液时需预防外漏，以免引起组织坏死。

3.糖皮质激素　能迅速缓解急性关节炎发作，但停药后易复发，只在秋水仙碱、非甾体抗炎药治疗无效或禁忌时采用。

4.其他药物　关节疼痛剧烈者可口服可待因30~60mg。降低血尿酸的药物在用药早期可诱发急性关节炎，因此痛风的急性期不宜使用。

【预防与保健】

（一）预防

痛风在临床上分原发性和继发性，原发性痛风由遗传引起，与肥胖、糖尿病、血脂异常、动脉硬化和冠心病等密切相关；继发性痛风有其他疾病或药物、高嘌呤饮食等引起尿酸生成增多，或排出减少而形成。

1.合理膳食　碳水化合物可促进尿酸排出，可食用富含碳水化合物的米饭、馒头、面食等；蛋白质的摄入可根据体重，按照比例来摄取，1kg体重应摄取1g蛋白质，并以牛奶、鸡蛋为主。如果是瘦肉、鸡鸭肉等，应该煮沸后去汤食用，避免吃炖肉或卤肉；脂肪可减少尿酸排出，故要少吃。脂肪摄取比血脂异常还要严格，应控制在总热量的20%~25%以内；限盐不仅可预防痛风，还对心血管病、糖尿病等有益，每天应该限制在5g以内；超重或肥胖易伴发痛风，故应保持理想体重，肥胖或超重者应该减轻体重，制订减重计划，循序渐进地进行；大量喝水，每日应该喝水2000~3000ml，促进尿酸排除。

2.避免诱因 限酒，乙醇容易使机体内乳酸堆积，抑制尿酸排出，易诱发痛风；限制嘌呤摄入，嘌呤是细胞核中的一种成分，只要含有细胞的食物就含有嘌呤，动物性食品中嘌呤含量较多，少食动物内脏、骨髓、海味、发酵食物、豆类等可预防痛风的发生；慎重使用抑制尿酸排出的药物，如青霉素、四环素、大剂量噻嗪类及氨苯蝶啶等利尿剂、维生素B_1和维生素B_2、胰岛素及阿司匹林等，如必须使用上述药物时应定期检查血尿酸与尿尿酸。

（二）保健

1.生活保健

（1）饮食　忌食嘌呤高的食物。猪、牛、羊肉、火腿、香肠、鸡、鸭、鹅、兔子以及各种动物内脏、骨髓等含嘌呤量高，应尽量不吃；鱼虾类、菠菜、豆类、蘑菇、香菇、香菜、花生等也有一定量嘌呤，要少吃；大多数蔬菜、各种水果、牛奶和奶制品、鸡蛋、米饭、糖等可以吃。多饮水，要使每日尿量保持在2000ml以上，因尿路结石的发生和小便尿酸浓度及小便的酸碱度有关，必要时可服用碱性药物，以预防尿路结石的发生。避免暴饮暴食或饥饿，禁酒，不喝浓茶、咖啡等饮料。

（2）尽量避免诱发因素　禁用或少用影响尿酸排泄的药物，如青霉素、四环素、噻嗪类及氨苯蝶啶等利尿剂、维生素B_1和维生素B_2、胰岛素及阿司匹林等。

（3）减肥　肥胖者要积极减肥，使体重达标，体重指数小于23。

（4）注意劳逸结合　避免过劳、精神紧张、感染、手术，一般不主张痛风病人参加跑步等较强的体育锻炼，或进行长途步行。

2.保护受损脏器和关节功能 痛风易造成痛风性关节炎，导致关节畸形、功能障碍。尿酸盐沉积于肾小管等处，使肾间质、小管发生慢性炎症，可导致肾小管变形、坏死、纤维化等，也可累及肾小球出现不同程度的肾损害。同时，血尿酸水平与尿路结石的发生率呈正相关。

痛风性关节炎病人要尤其注意日常饮食，应尽量少吃脂肪含量高的食物，多饮水，不暴饮暴食，避免饮酒；痛风性关节炎容易复发，有必要采取适当的预防措施，避免其诱因，减少痛风发作的频率。

案例分析

1.病人右足第一跖趾关节红、肿、痛2年，血尿酸614μmol/L，考虑病人发生了高尿酸血症。

2.建议病人就医，在医生的指导下服用药物，观察药物的不良反应。病人病情反复发作，应指导其学会观察病情，强调饮食禁忌，避免诱发因素，注意卧床休息。告知病人高尿酸血症是终身性疾病，但积极有效的预防和治疗，可恢复正常的工作和生活，帮助其树立治疗疾病的信心。

知识巩固

参考答案

一、单选题

1.下列食物中痛风病人可以选择的是（　）

A.鸡蛋　　B.绵羊肉　　C.贝类
D.牛奶　　E.牛肉汤

2.治疗痛风性关节炎急性发作的特效药物是（　）

A.秋水仙碱　　B.吲哚美辛　　C.皮质类固醇
D.丙磺舒　　E.别嘌呤醇

3.以下不属于痛风临床特点的是（　）

A.高尿酸血症　　B.反复发作性的痛风性关节炎
C.痛风石　　D.关节畸形及功能障碍
E.面部红斑

4.病人，男，67岁，平素体健，饮酒多年，体检发现血尿酸520μmol/L，进一步处理不恰当的是（　）

A.复查血尿酸
B.建议多饮水，戒酒
C.进一步寻找高尿酸血症病因及相关因素
D.低嘌呤饮食
E.立即给予别嘌呤醇降尿酸

5.痛风是（　）所致

A.糖代谢异常　　B.慢性嘌呤代谢障碍　　C.钙、磷代谢异常
D.脂质代谢紊乱　　E.维生素代谢异常

二、多选题

1.以下属于痛风特点的是（　）

A.急性反复发作性单关节炎　　B.高尿酸血症
C.尿酸性肾结石　　D.痛风石形成
E.游走性关节炎

2.下列关于原发性痛风，描述正确的是（　）

A.多见于中、老年男性

B.女性多在更年期后发病

C.多有家族史

D.急性发作时，血尿酸一定高于正常

E.常与肥胖、高血压、高血脂伴发

三、简答题

痛风病人饮食保健要点有哪些?

任务五　肥　胖

PPT

☞ 案例导入

案例： 病人，男，45岁，电脑程序员，平时很少运动，工作忙，饮食以外卖为主。因"饮食量增加、运动减少、体重持续增加8年"入院。病人体重最高达120kg，有糖尿病病史5年、高血压病史4年，有糖尿病家族史。查体：体形肥胖，身高175cm，体重115kg，BMI 35.0kg/m^2，腰围128cm，血压160/96mmHg，合并睡眠呼吸暂停综合征，总胆固醇5.5mmol/L。

问题： 1.病人目前存在的主要问题是什么？

2.应该如何解决？

肥胖症（obesity）是一种由遗传因素和环境因素相互作用引起的慢性代谢性疾病，表现为体内脂肪堆积过多、分布异常及体重增加。肥胖症分为无明显病因的单纯性肥胖症和有明显病因的继发性肥胖症。

【病因】

当机体的能量摄入大于能量消耗时，能量便以脂肪的形式储存下来，形成肥胖。肥胖症的病因复杂，包括遗传、神经内分泌因素、饮食异常、社会环境因素及能量代谢异常等。随着医学研究的深入，目前认为肥胖症是由于体重调节中枢的调节机制作用降低，造成内分泌紊乱、饮食异常、能量代谢异常导致的。

高热量饮食、运动量过少，多余热量以脂肪形式储存于体内，便逐渐演变为肥胖症。某些药物如抗精神病药、糖皮质激素、胰岛素等也可增加体重。

【临床表现】

（一）症状、体征

肥胖症可见于任何年龄，女性多见，多有进食过多、运动不足等不良生活习惯，常有家族史。

轻中度肥胖者一般无症状。重度肥胖者多怕热，体力活动能力降低，活动时气促、打鼾、睡眠时打鼾等。肥胖症按脂肪分布分为全身性肥胖、向心性肥胖、上身肥胖、下身肥胖、腹型肥胖和臀型肥胖。

肥胖症可并发糖尿病、高血压、冠心病、痛风、睡眠呼吸暂停综合征、脂肪肝、胆石症、骨关节病、性腺功能减退症等代谢综合征。

（二）诊断要点

肥胖症可根据病史，结合临床表现和相关检查进行诊断。最常采用体重指数

(BMI)诊断肥胖，采用腰围(WC)诊断腹型肥胖，排除继发性肥胖后即可诊断为单纯性肥胖。

【检测肥胖的指标】

(一)身高法计算标准体重

男性的标准体重(kg)=身高(cm)-105，女性的标准体重(kg)=身高(cm)-100。如果现有体重超过标准体重的20%，可确定为肥胖。

(二)体重指数(BMI)

常以体重指数(BMI)来确定全身肥胖，BMI=体重(kg)/身高^2(m)。中国肥胖问题工作组建议：BMI(kg/m^2)<18.5为体重过低，18.5~23.9为正常，24.0~27.9为超重，≥28为肥胖。

(三)腰围(WC)

以腰围确定腹型或中心性肥胖，是反映脂肪总量和脂肪分布结构的综合指标，成年男性腰围≥85cm，成年女性腰围≥80cm，可确定为腹型肥胖。

(四)腰臀比

腰臀比是腰围与臀围的比值。臀围是环绕臀部最突出点测出的身体水平周径。成年男性腰臀比≥0.85，成年女性腰臀比≥0.80，可确定为腹型肥胖。

(五)CT或MRI扫描

CT或MRI扫描用于测量腹内脂肪面积，以腹内脂肪面积≥80cm^{2}作为腹型肥胖的精准指标。

【治疗要点】

肥胖治疗的目的主要是减少热量摄取及增加热量消耗，以运动、饮食为主的综合治疗，制定个性化减肥目标非常重要，必要时辅以药物和手术治疗。继发性肥胖症应针对病因进行治疗。肥胖症的各种并发症及伴随症状应给予相应的对症处理。

(一)饮食与运动治疗

肥胖症病人的营养素摄入原则是控制总进食量，低脂低热卡饮食，避免摄入高糖高脂类食物，保证每日摄入总热量低于消耗量。多进行体力活动和体育锻炼，运动治疗与饮食治疗相结合效果更明显，可以预防肥胖或使肥胖症病人体重减轻。关于活动量或运动量的制定应该因人而异，原则上采取循序渐进的方式。

(二)药物治疗

减重药物必须在医生指导下应用，妊娠期、哺乳期、不稳定型心绞痛、高血压、精神病、厌食者禁用。适应证：食欲旺盛，餐前饥饿难忍，每餐进食量较多；合并高血糖、脂肪肝、负重关节疼痛、睡眠呼吸暂停综合征等；BMI≥24kg/m^2且有上述并发症情况，或BMI≥28kg/m^2，单纯饮食控制和运动仍不能减重，甚至体重仍有上升趋势者。常用药物有奥利司他、盐酸氯卡色林、二甲双胍等。

（三）手术治疗

手术治疗包括吸脂术、切脂术和减少食物吸收的手术，通过腹腔镜操作的减肥手术最常用、并发症最少。手术治疗适用于年龄在18~60岁，身体一般状况较好，手术风险较低，经生活方式干预和各种药物治疗难以控制的肥胖症者。

【预防与保健】

（一）预防

原发性肥胖症是能量摄入与消耗平衡失调引起的。因此，预防措施应注意摄入与消耗两个方面。《中国成人超重和肥胖症预防控制指南》中对肥胖症的干预包括以下内容。

1.树立正确观念　肥胖是可以预防和控制的，某些遗传因素也可以通过改变生活方式来抗衡。肥胖症必须防治，它不仅损害身心健康，降低生活质量，而且与发生慢性病息息相关。

（1）必须坚持预防为主，从儿童、青少年开始，从预防超重入手，并需终身坚持。

（2）采取综合措施预防和控制肥胖症，积极改变人们的生活方式。包括改变膳食、增加体力活动、矫正引起过度进食或不足的行为和习惯。

（3）鼓励摄入低能量、低脂肪、适量蛋白质和碳水化合物，富含微量元素和维生素的膳食。

（4）控制膳食与增加运动相结合，以克服因单纯减少膳食能量所产生的不利作用，两者相结合可使基础代谢率不至于因摄入能量过低而下降，达到更好的减重效果。积极运动可防止体重反弹，还可改善心肺功能，产生更多、更全面的健康效益。

（5）应长期坚持减重计划，速度不宜过快，不可急于求成。

（6）必须同时防治与肥胖相关的疾病，将防治肥胖作为防治相关慢性病的重要环节。

2.普通人群的干预

（1）首先是群体预防，把监测和控制超重与预防肥胖发展以降低肥胖症患病率作为预防慢性病的重要措施之一，进行定期监测抽样人群的体重变化，了解其变化趋势，做到心中有数。

（2）积极做好宣传教育，使人们更加注意膳食平衡，防止能量摄入超过能量消耗。膳食中蛋白质、脂肪和碳水化合物摄入的比例合理，特别要减少脂肪摄入量，增加蔬菜和水果在食物中的比例。在工作和休闲时间，有意识地多进行中、低强度的体力活动，广为传播健康的生活方式，戒烟、限酒和限盐。经常注意自己的体重，预防体重增长过多、过快，成年后的体重增长最好控制在5kg以内，超过10kg则发生相关病症的危险将增加。要提醒有肥胖倾向的个体（特别是腰围超标者），定期检查与肥胖有关病症危险的指标，尽早发现高血压、血脂异常、冠心病和糖尿病等隐患，并及时治疗。

3.高危人群的选择性干预　有肥胖症高危险因素的个体和人群，应重点预防其肥胖程度进一步加重，预防出现与肥胖相关的并发症。

（1）高危险因素　存在肥胖家族史、有肥胖相关性疾病、膳食不平衡、体力活动少等。对高危个体和人群的预防，控制超重肥胖的目标，是增加该群体的知识和技能，以减少或消除发生并发症的危险因素。

（2）措施　改变高危人群的知识、观念、态度和行为，应让其了解，在大多数情况下，不良环境或生活方式因素对肥胖症的发生可起促进作用，而改变膳食、加强体力活动对预防肥胖是有效的。可以通过对学校、社团、工作场所人群的筛查发现高危个体，要强调对高危个体监测体重和对肥胖症病人进行管理的重要性和必要性。

（二）保健

对已有超重和肥胖并伴有肥胖相关病症的高危个体，主要预防其体重进一步增长，最好使其体重有所降低，并对已出现并发症的病人进行疾病管理，包括自我监测体重、制定减轻体重目标、指导相应的药物治疗方法。

1.提高认识　通过健康教育提高病人对肥胖可能进一步加重病症危险性的认识，并努力提高病人的信心。要使已超重或肥胖者意识到，期望短期恢复到所谓的“理想体重”往往不太现实，但是即使在1年之内比原有体重减少5%~10%也会对健康有极大好处。在短期内过度限食可能见到一些暂时效果，但如果不长期坚持减少膳食中的热量，也不积极参加体力活动，则很难保证体重保持在已降低的水平，个别病人的体重甚至会进一步增长，甚至超过减重前的原始水平。减肥反复失败会使病人失去信心。应争取家属配合，创造减肥氛围；在医疗单位的配合下，监测有关的危险因素；引导重点对象做好膳食、体力活动及体重变化等自我监测记录和减重计划的综合干预方法，并定期随访。

2.控制饮食　对于肥胖者，可以适当减少饮食，特别是高脂肪及糖类。饮食中蛋白质含量不应减少，蔬菜等低热量食物可以增加，使维生素和矿物质不缺乏，并可减少饥饿感。

3.体育锻炼　积极参加体育锻炼可消耗过多的热量，减少体内脂肪聚积，同时也可促进体内循环及代谢，维持系统器官的正常生理功能。

4.忌乱用减肥药　减肥药可引起失眠、紧张等中枢神经兴奋症状，过多服用还可成瘾。对于肥胖者或主动控制饮食难以忍受时，可在医生指导下，在治疗开始时短期服用。

5.中医食疗

（1）鲜拌三皮　①配料：西瓜皮200g、黄瓜皮200g、冬瓜皮200g。②制作用法：将西瓜皮刮去蜡质外皮，冬瓜皮刮去绒毛外皮，与黄瓜皮一起用开水焯一下，待冷却后切成条，放入少许盐、味精，装盘当菜食用。③功效：清热祛湿，减肥。适用于脾胃湿热之形体肥胖者。

（2）番茄山楂羹　①配料：成熟番茄200g、山楂30g、陈皮10g。②制作用法：将山楂、陈皮洗干净，山楂切片去籽，陈皮切碎，放入碗中备用；再将番茄削皮，剁成番茄糊，待用；锅内加适量清水，中火煮山楂、陈皮20分钟，加入番茄糊，搅拌均匀，改用小火煮10分钟，以淀粉勾兑成羹即成，上、下午分食。③功效：活血化瘀、消食。适用于气血瘀滞型肥胖。

（3）清爽茶　①配料：干荷叶3g（鲜品10g）、生山楂5g、普洱茶2g。②制作用法：将荷叶洗净，切成细丝；生山楂洗净切丝备用。将荷叶丝、生山楂丝、普洱茶放入茶壶中，少量沸水冲入，摇晃数次迅速倒掉沸水，以洗茶。将90~100℃沸水冲入壶中，盖上盖子，浸泡10分钟后即可饮用。待茶水将尽，再冲入沸水浸泡续饮。③功效：清热、活血、降浊。适用于脾失健运之肥胖者。

对于发生了神经性厌食症的病人，对其采用心理疗法是主要的治疗手段。首先，要使病人树立正确的爱美观念，掌握一些确实能增进健美的科学方法，鼓励其逐步建立正规、合理的进食习惯。同时可服用氯丙嗪，情绪低落者可用丙米嗪、阿米替林等药。

案例分析

1.病人肥胖与饮食多、运动少有关，其有明显肥胖、腰围粗、血压、血糖高、睡眠呼吸暂停等表现。

2.建议病人就医，在医生的指导下控制体重，监测体重、血脂、血糖、血压等的变化。需要改变不良生活习惯，如控制饮食，改变不良的饮食习惯，增加运动量。必要时可手术治疗，教会其自我监测病情。

知识巩固

参考答案

一、单选题

1.我国肥胖的标准是（　）

A. BMI $\geqslant$ 18kg/m^2　　B. BMI $\geqslant$ 28kg/m^2　　C.BMI $\geqslant$ 24kg/m^2

D. BMI $\geqslant$ 27kg/m^2　　E. BMI $\geqslant$ 30kg/m^2

2.关于肥胖者饮食治疗的叙述，错误的是（　）

A.控制主食，限制脂肪、糖和甜食

B.适当提高蛋白质供量

C.一般采用极低热量饮食减肥

D.补充足量的维生素、微量元素和纤维素

E.饮食治疗的关键是控制饮食的总热量，而不是单纯地控制主食或几种食物

3.诊断内脏型肥胖最精确的方法是(　)

A.体重指数　B.腰臀比　C.腰围

D. CT和MRI　E. B超

4.关于BMI表述，错误的是(　)

A. BMI是体重质量指数

B. BMI是衡量人群肥胖水平常用的标准

C.正常范围是18~23.9kg/m^2

D. WHO 将BMI≥30kg/m^{2}规定为肥胖

E.Ⅲ级肥胖BMI≥40kg/m^2

5.控制体重的策略应强调(　)

A.行为治疗　B.饮食治疗

C.体育锻炼　D.药物治疗

E.以行为、饮食治疗为主的综合治疗

二、多选题

1.继发性肥胖症常见于(　)

A.下丘脑、垂体的炎症　B.肿瘤

C.创伤　D. Cushing综合征

E.以上都不是

2.肥胖症病人宜吃(　)

A.黄瓜、冬瓜、南瓜、丝瓜　B.葫芦、萝卜、大白菜、豆芽

C.绿豆、红豆、黄豆、玉米、豆腐　D.醋、鱼、木耳、平菇

E.零食、甜点、快餐

三、简答题

肥胖高危人群干预措施有哪些?

书网融合……

题库

目标任务学习单

学习日期：

目标完成日期：

学习目标（明确的、可衡量、可实现的）

达成目标存在的困难/解决办法

我的学习笔记

项目六　神经系统常见疾病的预防与保健

学习目标

知识目标

1.掌握神经系统常见疾病的临床表现、治疗要点、预防及保健。

2.熟悉神经系统常见疾病的病因。

3.了解神经系统常见疾病的概念。

技能目标

1.能够指导照护对象预防神经系统常见疾病并给予保健指导。

2.学会使用手杖、轮椅，学会吞咽功能、记忆力、注意力、逻辑思维能力训练方法。

素质目标

1.培养敬佑生命、救死扶伤、甘于奉献、大爱无疆的医者精神。

2.培养关注生命宝贵、关爱生命的情感。

任务一　脑卒中

PPT

案例导入

案例：病人，男，63岁，晨起发现言语障碍，说话不符合逻辑，右侧肢体活动僵硬，家人急送医院，头颅CT见梗死灶，诊断为“脑梗死”入院治疗。经溶栓、营养神经等治疗2周，病人病情好转后出院，但右侧上下肢仍偏瘫，跛行，说话模糊不清。

问题：1.病人目前存在的主要问题是什么？

2.应该如何解决？

脑卒中（stroke）为脑血管疾病的主要临床类型，包括缺血性脑卒中和出血性脑卒中，以突然发病、迅速出现局限性或弥漫性脑功能缺损为共同临床特征，为一组器质性脑损伤导致的脑血管疾病，又称中风或者脑血管意外。

脑梗死（cerebral infarction）又称缺血性脑卒中，是指各种原因所致脑部血液供应障碍，导致局部脑组织缺血、缺氧性坏死软化而出现相应神经功能缺损的一类临床综合征，包括脑血栓形成、脑栓塞和腔隙性脑梗死等。出血性脑卒中主要为脑出血，脑出血指原发性非外伤性脑实质内出血，也称自发性脑出血。脑卒中具有高发病率、高死亡率和高致残率的特点。

【病因】

（一）血管性危险因素

脑卒中发生的最常见原因是脑部供血血管内壁上有小栓子，脱落后导致动脉栓塞，即缺血性脑卒中；也可能由于脑血管或血栓出血造成，为出血性脑卒中。冠心病伴有房颤病人的心脏瓣膜容易发生附壁血栓，栓子脱落后可以堵塞脑血管，也可导致缺血性脑卒中。其他因素有高血压、糖尿病、高血脂等，高血压是中国人群脑卒中发病的最重要危险因素，尤其是清晨血压异常升高。颈内动脉或椎动脉狭窄和闭塞的主要原因是动脉粥样硬化。另外，结缔组织病、原发性高血压病动脉改变、风湿性心脏病或动脉炎、血液病、代谢病、药物反应、肿瘤、结缔组织病等引起的动脉内膜增生和肥厚，颈动脉外伤，肿瘤压迫颈动脉，小儿颈部淋巴结炎和扁桃体炎伴发的颈动脉血栓，以及先天颈动脉扭曲等，均可引起颈内动脉狭窄和闭塞，或因血管破裂出血引发脑卒中。颈椎病骨质增生或颅底陷入压迫椎动脉，也可造成椎动脉缺血。

（二）性别、年龄、种族等因素

研究发现我国人群脑卒中发病率高于心脏病，与欧美人群相反。

（三）不良生活方式

通常同时存在多个危险因素，比如吸烟、不健康的饮食、肥胖、缺乏适量运动、过量饮酒和高同型半胱氨酸；以及病人自身存在一些基础疾病如高血压、糖尿病和高脂血症，都会增加脑卒中的发病风险。

【临床表现】

（一）症状、体征

1.症状 为一侧脸部、手臂或腿部突然感到无力，猝然昏倒、不省人事，其他症状包括突然出现一侧脸部、手臂或腿麻木或突然发生口眼歪斜、半身不遂；神志迷茫、说话或理解困难；单眼或双眼视物困难；行路困难、眩晕、失去平衡或协调能力；无原因的严重头痛、昏厥等。

2.体征 神经系统查体往往有明确的阳性体征，比如肌力减退、感觉障碍、面舌瘫等；检查主要是头部的影像学检查，如头颅CT或者是头颅核磁，可以发现脑梗死或者脑出血的病灶。

（二）并发症

1.肺部感染 脑卒中病人最容易出现的并发症是肺部感染，病人会出现发热、咳嗽咳痰、喘憋等临床表现。肺部感染是引起脑卒中病人死亡的常见因素之一，通常与意识障碍、吞咽困难、饮食呛咳等联系紧密。

2.消化道出血　应激性溃疡都是脑卒中病人的常见并发症，大部分发生于发病后1周以内，半数以上出血来自胃部，其次为食管，表现为呕血或黑便，且病情越重、消化道出血也越严重。

3.心、肾等重要脏器损害　脑卒中也可能出现脑心综合征，病人出现心律失常、心肌缺血等并发症；脑卒中的病人一般都有高血压病史，会造成肾小动脉硬化，因此会有不同程度的肾功能损伤；脑卒中病人往往存在吞咽功能障碍或肢体功能活动障碍，易导致营养不良及下肢深静脉血栓等并发症。

4.尿路感染、压力性损伤　脑卒中病人如果长期卧床就很可能会引起尿路感染；病人长期卧床，不能翻身，其皮肤长期受压，血液循环障碍而导致局部营养不良，发生压力性损伤。

5.吞咽障碍、偏瘫　脑卒中可能会影响病人的口腔和咽喉肌肉的控制，使病人很难清楚地发音及吞咽困难，常见的并发症主要是偏瘫、偏盲、失语及吞咽障碍，或失去对某些肌肉的控制。如果是脑干出血或大面积梗死还会引起生命危险。

6.感觉异常、癫痫　受脑卒中影响的部位可能会出现疼痛，麻木或其他奇怪的感觉；一般脑卒中后会继发性癫痫，出现突然的四肢抽搐、两眼上翻、意识丧失。

（三）诊断要点

1.临床症状判断　“FAST”原则是识别脑卒中最简单有效的方法。“F”（即face，脸）指让病人笑一笑，看嘴巴是否歪斜；“A”（即arm，胳膊）指让病人抬抬手，看肢体是否无力；“S”（即speech，语言）指让病人说说话，看是否言语不清；“T”（即time，时间）指若出现以上情况，应第一时间立即拨打120急救电话，抓紧时间拯救病人的生命。

2.辅助诊断　颅脑CT检查也是一种比较常见的方法，有着迅速安全的效果，不管是代谢性疾病，或者是血管病变，也同样可以诊断肿瘤，头颅CT检查能够达到迅速诊断疾病的效果，也是当前比较常见的一种检测方法。

【治疗要点】

（一）出血性脑卒中

1.内科治疗　卧床休息，保持呼吸道通畅，吸氧、鼻饲，对症治疗，预防感染，观察病情，脱水降颅压，减轻脑水肿，调控血压，亚低温治疗，纠正凝血异常，防治并发症等。

2.外科手术　目的是清除血肿、降低颅内压、挽救生命，同时针对病因如动静脉畸形、动脉瘤等进行治疗。手术包括去骨瓣减压术、开颅血肿清除术、钻孔或内窥镜血肿清除和脑室穿刺引流术。

3.康复治疗 危险期过后应及早进行肢体功能、言语障碍及心理的康复治疗。

（二）缺血性脑卒中

1.基础治疗

（1）生命体征监测及支持治疗。

（2）血压 血压控制应该根据病情综合决定，准备静脉溶栓及桥接血管内取栓者，治疗前血压应控制在收缩压＜180mmHg、舒张压＜100mmHg；对未接受静脉溶栓而计划进行动脉内治疗的病人血压管理可参照该标准，根据血管开通情况控制术后血压水平，避免过度灌注或低灌注；对收缩压≥200mmHg或舒张压≥110mmHg、未接受静脉溶栓及血管内治疗，无需紧急降压处理的严重并发症者，可在发病后24小时内将血压降低15%；急性缺血性脑卒中发病24小时内血压降低至140/90mmHg以下是安全的，少数病人可在脑卒中后出现低血压，应明确原因，对症处理。

（3）血糖 通常将脑卒中后高血糖者的血糖控制在7.8~10 mmol/L，同时要严密监测避免低血糖发生。

（4）水电解质平衡及营养支持 应监测水电解质水平，避免水电解质紊乱导致的继发性损害；评估营养风险，根据营养支持的时间，对不能正常经口进食者可采用鼻饲、经皮胃造瘘及经皮空肠造瘘进行营养支持。

2.特异治疗

（1）静脉溶栓治疗 接受阿替普酶（rt-PA）静脉溶栓的病人早期降压治疗是安全的（收缩压130~140mmHg），可以降低颅内出血的发生率，临床上可结合具体情况，评估获益与出血风险，选择rt-PA的剂量和血压控制目标。在实施静脉溶栓治疗时，应重视院内绿色通道建设，尽可能将入院至静脉溶栓时间（DNT）控制在60分钟以内，有条件的医疗机构可进一步优化缩短DNT时间。

（2）血管内介入治疗 包括血管内机械取栓、动脉溶栓、血管成形术。血管内机械取栓是近年急性缺血性脑卒中治疗最重要的进展，可显著改善急性大动脉闭塞导致的缺血性脑卒中的预后。发病在6小时内的大脑中动脉闭塞或24小时内的基底动脉闭塞病人，如果不适合静脉溶栓或未能接受血管内机械取栓治疗，可以考虑动脉溶栓治疗。目前总体遵循静脉rt-PA溶栓优先原则，静脉溶栓是血管再通的首选方法。如果符合静脉溶栓和血管内机械取栓指征，应该先接受rt-PA静脉溶栓治疗，对存在静脉溶栓禁忌的部分病人可评估直接使用机械取栓治疗。

（3）抗栓治疗 抗栓药物（抗血小板药物与抗凝药物）可显著降低近期及远期脑卒中的复发风险，从而改善病人预后。目前推荐大多数情况下急性缺血性脑卒中使用抗血小板药物而不是抗凝药物来预防复发。在急性期后则根据脑卒中发病机制决定是继续抗血小板治疗或是选用抗凝治疗。临床常用的抗血小板药物包括阿司匹林、氯吡格雷、替格瑞洛、西洛他唑和替罗非班等。

（4）他汀治疗 从尽早开展卒中二级预防的角度，发病后应尽早对动脉粥样硬化性脑梗死病人使用他汀药物开展二级预防，他汀药物的种类及治疗强度需个体化决定。

（5）降纤治疗、扩容治疗、扩血管治疗　对不适合溶栓并经过严格筛选的脑梗死病人，特别是高纤维蛋白原血症者可选用降纤治疗；对脑血管剧烈痉挛收缩导致的病人可考虑扩血管治疗。

（6）改善循环药物　目前国内改善脑血循环药物主要有丁基苯酞和人尿激肽酶原。

（7）神经保护治疗　神经保护药物可改善缺血性脑卒中病人的预后，依达拉奉是一种抗氧化剂和自由基清除剂，能改善急性脑梗死的功能。

（8）传统疗法　中成药和针刺治疗急性缺血性脑卒中，临床可根据具体情况结合病人意愿决定是否选用针刺或中成药治疗。

（9）并发症预防及治疗　针对急性缺血性脑卒中病人诊治过程中容易出现的并发症，应有充分的评估及防治措施，加强对脑水肿、颅内压增高、脑梗死后出血转化、惊厥发作、肺炎、排尿障碍与尿路感染、深静脉血栓形成和肺栓塞等方面的管理，发生后遵循目前治疗原则及时进行干预。

（10）其他　关注急性缺血性脑卒中病人卒中后焦虑抑郁状态及认知功能障碍，开展相关评估，并进行干预治疗。

【预防与保健】

思政导学

对症下药

华佗是东汉名医。一次，府吏倪寻和李延两人都患头痛发热，一同去请华佗诊治，华佗经过仔细地望色、诊脉，开出两张不同的处方，交给病人取药回家煎服。两位病人一看处方，给倪寻开的是泻药，而给李延开的是解表发散药。他们想：我俩患的是同一症状，为什么开的药方却不同呢，是不是华佗弄错了？于是，他们向华佗请教，华佗解释道：倪寻的病是由于饮食过多引起的，病在内部，应当服泻药，将积滞泻去，病就会好；李延的病是受凉感冒引起的，病在外部，应当吃解表药，风寒之邪随汗而去，头痛也就好了，两人听了十分信服。便回家将药熬好服下，果然很快都痊愈了。

中医强调辨证治疗，病证虽一，但引起疾病的原因不同，故治疗方法也不一样。后来，人们常用“对症下药”这个成语比喻针对不同情况，采取不同方法处理问题，现代医疗和护理同样也需要结合病人不同情况给予个性化的治疗和护理。

（一）预防

脑卒中的预防可分为三级预防。

1. 一级预防　主要针对未发生脑卒中的人群。通过早期改变不健康的生活方式，积极主动地控制各种危险因素，从而达到使脑卒中不发生或推迟发病年龄。①控制高血压；②防治糖尿病；③戒烟、少酒、避免久坐等，适度增加体力活动；④保持情绪平稳；⑤照护对象改变体位勿过快、防止便秘；⑥清淡饮食、多饮水；⑦坚持体育锻炼、防止过度劳累、用力过猛；⑧注意气候变化，定期进行健康体检。

2. 二级预防　针对发生过一次或多次脑卒中的病人。通过寻找病因和控制可干预的危险因素，达到预防或降低脑卒中再发危险、减轻残疾程度。积极治疗基础疾病，如高血压、糖尿病、高血脂、冠心病等，同时养成良好的生活习惯和生活方式，降低脑卒中的再发风险。

3. 三级预防　对脑卒中病人积极开展临床治疗，防止病情加重，预防器官的残病和功能障碍；积极开展康复功能锻炼，恢复或改善器官或系统功能。

（二）保健

1. 培养良好的健康行为及健康素养

（1）基本健康行为　指一系列日常生活中基本的健康行为，如积极的休息与睡眠、合理营养与平衡膳食等。

（2）预警行为　预防事故发生以及事故发生后如何处置的行为，如驾车系安全带，火灾发生后自救等。

（3）保健行为　指合理、正确使用医疗保健服务，以维护自身健康的行为，如预防接种、定期体检等。

（4）避开环境危害行为　环境危害既指环境污染，又指生活紧张事件。

（5）戒除不良嗜好行为　如吸烟、酗酒和吸毒。

2. 良好的依从性及健康的生活方式　生活饮食习惯与脑卒中的发生关系密切，如高盐高脂饮食、吸烟、饮酒、缺乏体育锻炼等都已证实是引发脑卒中的危险因素。因此，脑卒中的预防要以“健康四大基石”为主要内容，即“合理膳食、适量运动、戒烟限酒、心理平衡”。

3. 适度运动、科学锻炼　生命在于运动，经常运动的人患脑卒中的概率明显减少。运动能够增强心脏功能，改善血管弹性，促进全身的血液循环，增加脑的血流量；运动能够扩张血管，使血流加速，并能降低血液黏稠度和血小板的聚集，从而减少血栓形成；运动可以促进脂质代谢，提高血液中高密度脂蛋白胆固醇的含量，从而可以预防动脉硬化。

4. 具备健康的心理，保持乐观的心态　现代社会，生活节奏快，压力大，部分人心理承受能力差，有了心理问题，紧张焦虑情绪，会扰乱内分泌的良好均衡状态，易导致各种疾病的发生，会诱发或加重高血压、糖尿病等疾病。预防心理疾病的发生要做到：丰富精神文化生活；找到排解苦闷和烦恼的方式和场所；多与他人沟通，加强人际交往，消除寂寞烦恼；经常调整心态，充实生活，加强学习，关心自己，宽慰自己，保持心理平衡。

5.中医保健　脑卒中病人大多与痰湿、淤血、气郁、阴虚阳亢的体质有密切关系，日常可采取相应体质的保健方法。

（1）痰湿质　①饮食：以清淡为主，多吃具有健脾、化痰、祛湿功用的食物，如薏以仁、菌类、紫菜、竹笋、冬瓜等，少吃肥肉、甜及油腻的食物。②穴位：用大拇指或中指按压按摩足三里、丰隆、水道穴，每日2次，每次按压5~10分钟，10天1个疗程。③经络：并拢示指、中指、无名指按压中腕、气海、关元、天枢穴各30秒~1分钟。④运动：每天规律的有氧运动，控制体重。八段锦的“双手托天理三焦”和“调理脾胃须单举”加做1~3遍。运动环境温度适宜，不要在寒冷的环境中锻炼，注意运动的节奏，循序渐进，保证人身安全。

（2）血瘀质　①饮食：多吃活血化瘀的食物如黑豆、黄豆、香菇、茄子、油菜、海藻、橙子、绿茶、葡萄酒、白酒等具有活血、散结、行气、疏肝、解郁作用的食物，少吃肥肉等滋腻之品。②穴位：用大拇指或中指按压血海穴、内关穴，两侧穴位同时操作，每日2次，每次按压5~10分钟，10天1个疗程。③运动：每天规律的有氧运动，避免剧烈及过量体育锻炼，可采取“步行健身法”及八段锦的“左右开弓似射雕”和“双手托天理三焦”加做1~3遍。血温则行，得寒则凝。血瘀质者要避免寒冷刺激，日常生活应注意动静结合，不可贪图安逸，加重气血郁滞。气为血帅，故亦需注意情志舒畅，勿恼怒郁愤。

（3）气郁质　①饮食：建议多吃小麦、高粱、萝卜、苦瓜、黄花菜、海带、橘子、玫瑰花等行气、解郁、消食、醒神之品。睡前避免饮茶、咖啡等提神醒脑的饮料。②穴位：用大拇指或中指按压太冲穴、膻中穴，两侧穴位同时操作，每日2次，每次按压5~10分钟，10天1个疗程。③经络：选取足厥阴肝经的循行路线，进行经络敲打，每日2次，每次敲打1个来回，10天1疗程。④运动：每天进行半小时~1小时的有氧运动，可选择下棋、打牌、瑜伽等体娱游戏，以闲情逸志，促进人际交流。八段锦的“左右开弓似射雕”和“双手托天理三焦”加做1~3遍。气郁日久易致血行不畅，选择宽松透气性好衣裤，鞋袜也不宜过紧，否则会影响气血运行，出现肢体麻木或发凉等症状。居室环境宽敞明亮，温、湿度适宜。

（4）阴虚质　①饮食：多吃甘凉滋润的食物，如黑大豆、黑芝麻、兔肉、鸭肉、百合、豆腐、苹果、甘蔗等。少吃羊肉、辣椒、葱、蒜等性温燥烈之品。

②穴位：用大拇指或中指按压三阴交、太溪穴，两侧穴位同时操作，每日2次，每次按压5~10分钟，10天1个疗程。③运动：每天进行0.5~1小时的有氧运动，如慢走、游泳、太极拳等。可做搅海、漱津，即齿常叩，津常咽。八段锦的“五劳七伤往后瞧”和“两手攀足固肾腰”加做1~3遍。熬夜、剧烈运动、高温酷暑的工作生活环境等能加重阴虚倾向，应尽量避免。

案例分析

1.病人现处于脑卒中康复期。

2.病人应继续按康复计划进行康复治疗，综合运用各种康复手段如物理疗法、针灸、言语训练等，促进运动、语言功能的恢复，提高生存质量。鼓励其生活自理，增强自我照顾能力；给予必要的生活协助，防止跌倒、烫伤、碰伤等意外发生；指导其养成健康的生活方式，低盐、低脂、均衡饮食；嘱其保持心理平衡；指导其遵医嘱应用抗血小板聚集药；注意观察有无头痛、头晕及其他不适症状，及时发现脑卒中复发征象。

知识巩固

参考答案

一、单选题

1.下列关于脑卒中的说法，错误的是（　）

A.症状持续时间至少24小时

B.无CT或MRI显示的结构改变

C.由局部血液循环障碍所致

D.急性起病

E.症状体征与受累脑血管的血供区域一致

2.下列不属于脑卒中一级预防内容的是（　）

A.戒烟限酒

B.防治心脏病

C.应用他汀类药物控制血脂

D.积极进行康复训练

E.控制体重

3.病死率最高的脑卒中类型为（　）

A.脑血栓形成　B.脑栓塞　C.TIA

D.脑出血　E.脑炎

4.缺血性脑卒中最重要的危险因素是（　）

A.糖尿病　B.高血压　C.风湿性心脏病

D.大血管粥样斑块脱落　E.脑动脉炎

二、多选题

1.瘫痪肢体保持功能位，下列正确的有（　）

A.膝关节伸直　B.膝关节稍背曲　C.肘关节屈曲

D.踝关节垂直　E.膝关节外置一枕以防外旋

2. 以下为脑梗死临床表现的是（　　）

A. 意识不清　　B. 脑膜刺激征　　C. 头痛

D. 抽搐　　E. 肢体瘫痪

三、简单题

蛛网膜下隙出血常见并发症有哪些？

技能训练

操作项目　手杖的使用

操作流程	技术要求
准备	1.操作者　着装整齐，修剪指甲，洗手，戴口罩。 2.照护对象　着装合体，穿防滑鞋。 3.环境　室内安静整洁，温、湿度适宜，光线明亮，空气清新，地面无水渍、无油渍、无障碍物。 4.用物　护理车、安全腰带、毛巾、四角手杖、水杯、免洗洗手液、口罩、记录单、笔。
沟通 评估 解释	1.沟通 （1）问好、自我介绍、友好微笑、称呼恰当、举止得体、礼貌用语，选择合适话题，自然开启话题等。 （2）采用有效方法核对照护对象基本信息。
	2.评估 （1）照护对象的精神状态、饮食、二便、睡眠等。 （2）照护对象的四肢活动度、有无导管等。 （3）照护对象的衣着是否宽松、长短是否合适、是否着防滑鞋。
	3.解释 （1）为照护对象介绍照护任务、任务目的、操作时间、关键步骤。 （2）介绍需要照护对象注意和（或）配合的内容。
	4.询问照护对象对沟通解释过程是否存在疑问，并且愿意配合。 5.询问照护对象有无其他需求，环境和体位等是否舒适，询问照护对象是否可开始操作。
流程	在使用手杖前，操作者先教会照护对象检查手杖是否完好，内容包括把手有无松动、手杖与地面接触的橡胶垫是否完好、调节高度的按钮是否锁紧等。 1.操作者告知照护对象手杖放在健侧，距离前脚掌15cm；握手杖时手腕自然的垂直，手把的高度和手腕平齐（手肘呈150℃）。 2.操作者示范三步法、两步法、上楼梯步行法、下楼梯步行法。 3.操作者为照护对象系上安全带。 4.三点步行法　先伸出手杖，再迈出患足，最后迈出健足（先手杖—患肢—健肢），操作者站在患侧保护。 5.两点步行法　伸出手杖同时抬腿迈出患足，再迈健足（手杖与患肢同出—健肢），操作者站在患侧保护。 6.上楼梯步行法　上台阶先上健腿，后上手杖，再上患腿（先健肢手杖—患肢），操作者站在照护对象患侧后方（一手扶托患侧手臂，一手提拉腰带）。 7.下楼梯步行法　下台阶先出手杖，后下患腿，再下健腿（先手杖—患肢—健肢），操作者站在照护对象患侧前方（一手扶托患侧手臂，一手提拉腰带）。 8.操作者随时观察并询问照护对象的反应及其感受；发现异常立即停止。 9.照护对象行走有进步应给予鼓动。 10.过程中关注照护对象的不良情绪，并采用适当的方法予以疏导。 11.了解照护对象学习行走的感受和使用中存在问题，指导解决，预约下次训练时间。 12.洗手；记录（训练时间、内容、照护对象感受、反应等）。

续表

操作流程	技术要求
注意事项	1.注意与照护对象沟通交流时，语言通俗易懂、语速适中、及时疏导不良情绪及时鼓励表扬良好表现。 2.注意操作全过程时刻保护照护对象安全，注意节力原则和劳动保护。 3.拐杖应放置在照护对象随手可及的固定位置。
评价	1.尊重照护对象，沟通语言恰当，照护对象出现不良情绪，及时给予心理疏导。 2.指导动作熟练、准确，操作规范。

操作项目　轮椅的使用

操作流程		技术要求
准备		1.操作者　着装整齐，修剪指甲，洗手，戴口罩。 2.照护对象　身体状况允许，愿意配合，着装合体，穿防滑鞋。 3.环境　室内安静整洁，温、湿度适宜，光线明亮，空气清新，地面无水渍、无油渍、无障碍物。 4.用物　轮椅、小毛毯、免洗洗手液、记录单、笔。
沟通评估解释		1.沟通 （1）问好、自我介绍、友好微笑、称呼恰当、举止得体、礼貌用语，选择合适话题，自然开启话题等。 （2）采用有效方法核对照护对象基本信息。
		2.评估 （1）照护对象的精神状态、饮食、二便、睡眠等。 （2）照护对象的四肢活动度、有无导管等。
		3.解释 （1）为照护对象介绍照护任务、任务目的、操作时间、关键步骤。 （2）介绍需要照护对象注意和（或）配合的内容。
		4.询问照护对象对沟通解释过程是否存在疑问，并且愿意配合。 5.询问照护对象有无其他需求，环境和体位等是否舒适，询问照护对象是否可开始操作。
流程	操作前	操作者向照护对象解释即将开始的转运过程，取得照护对象的配合。操作者打开轮椅，固定轮椅刹车，协助照护对象穿好衣服。 1.检查轮椅性能，将轮椅推至照护对象床旁，核对姓名。 2.使椅背与床尾齐平，椅面朝向床头，扳制动闸将轮椅制动，翻起脚踏板。 3.将毛毯平铺在轮椅上，毯上端高过照护对象颈部15cm左右。 4.扶照护对象坐起，协助其穿衣、裤子、袜子。 5.嘱照护对象以手掌撑在床面上，撤掉盖被，扶其坐起，两脚垂床沿，维持坐姿。 6.协助照护对象穿好鞋子。

续表

<table>
<tr><th colspan="2">操作流程</th><th>技术要求</th></tr>
<tr><td rowspan="2">流程</td><td>操作中</td><td>1.协助照护对象上轮椅
（1）操作者松开轮椅刹车，打开轮椅，推轮椅至照护对象床旁，刹车制动照操作者将轮椅靠近照护对象身体健侧，轮椅与床夹角呈30~45℃，刹车制动，脚踏板向上翻起。必要时，撤掉挡腿布。
（2）照护对象坐于床沿上，叮嘱其健侧手臂扶住操作者肩臂部。健侧下肢足跟与床沿平齐，操作者屈膝下蹲，双手环抱照护对象腰部或抓紧背侧裤腰，双腿用力带动照护对象平稳站起。
（3）操作者以自己的身体为轴转动，带动照护对象转体，将其移至轮椅前，平稳坐下。
（4）叮嘱照护对象扶好扶手，操作者绕到轮椅后方，两臂从照护对象背后腋下伸入，使其身体靠紧椅背坐稳。双脚放在脚踏板上，系好安全带。
2.使用轮椅转运照护对象
（1）上、下坡道的轮椅推行方法
1）上坡道　操作者手握椅背把手均匀用力，两臂保持屈曲，身体前倾，平稳向上推行。
2）下坡道　采用倒退下坡的方法。操作者可嘱照护对象抓紧轮椅扶手身体靠近椅背。操作者握住椅背把手，缓慢倒退行走。
（2）上、下台阶的轮椅推行方法
1）上台阶　操作者脚踩踏轮椅后侧的杠杆，抬起前轮，以两后轮为支点，使前轮翘起移上台阶，再以两前轮为支点，双手抬车把带起后轮，平稳地移上台阶。
2）下台阶　采用倒退下台阶的方法。操作者叮嘱照护对象抓紧拱手，提起车把，缓慢地将后轮移到台阶下，再以两后轮为支点，稍稍翘起前轮，轻拖轮椅至前轮移到台阶下。
（3）进、出电梯推行的方法
1）进电梯　操作者在前，轮椅在后，即轮椅以倒退形式进入电梯，并及时刹车制动。
2）出电梯　确认电梯停稳，松开刹车，推行出电梯。
3.协助照护对象下轮椅
（1）活动结束或到达目的地，刹车制动。
（2）轮椅与床（或椅子、坐便器等）夹角呈30~45℃，刹车制动，脚踏向上翻起。照护对象双脚平稳踏在地面上，打开安全带。
（3）叮嘱照护对象身体前倾，健侧手臂扶住操作者肩臂部。健侧下肢足与轮椅坐垫前沿平齐，操作者屈膝下蹲，双膝夹紧照护对象健侧膝部，双手怀抱其腰部或抓紧背侧裤腰，双腿用力带动照护对象平稳站起。
（4）操作者以靠近床侧足跟为轴转身带动照护对象转体，将其移至床前，平稳坐下。</td></tr>
<tr><td>操作后</td><td>转运结束，操作者向照护对象询问坐轮椅的感受，有无不适，以便改进操作方法。
1.预约下一次训练的时间。
2.安置照护对象，整理床单位。
3.收起轮椅，推轮椅到指定存放处，收起轮椅并刹车制动，并消毒处理；洗手，记录。</td></tr>
</table>

续表

操作流程	技术要求
注意事项	1.辅助器具使用前，检查其是否处于安全完好的备用状态。 2.轮椅上架腿布的使用要得当，以下两种情况下不需要使用。①当操作者帮助照护对象转移时，因操作者的腿要踏入轮椅的空隙处，架腿布显得碍事；②能坐轮椅自由移动的照护对象，为了使用轮椅的安全，需要撤掉架腿布。 3.照护对象每次乘坐轮椅的时间不可过长，轮椅的坐垫要舒适。每隔30分钟，操作者要协助照护对象站立或适当变换体位，避免臀部长期受压造成压疮。 4.天气寒冷时可用毛毯盖在照护对象腿上保暖。
评价	1.尊重照护对象，沟通语言恰当，照护对象出现不良情绪，及时给予心理疏导。 2.指导动作熟练、准确，操作规范，注意保护照护对象的安全。

任务二　帕金森病

PPT

案例导入

案例：病人，女，69岁，5年前开始出现右上肢不自主抖动，行动迟缓，诊断为帕金森病，没有按时服药治疗。近一年其感到上述症状加重，出现全身乏力及僵硬感，左上肢出现静止性震颤，步态异常，行走时身体往前冲，发生跌倒2次，近几天失眠，饮食尚可，但大便干结，经常忘记吃药。病人的家属工作忙，对其病不重视。

问题：1.病人目前存在的主要问题是什么？

2.应该如何解决？

帕金森病（parkinson disease，PD）又称震颤麻痹，是一种常见的缓慢进展的中枢神经系统性疾病，主要是黑质-纹状体环路的抑制引起神经递质多巴胺的减少所致，确切病因至今未明，主要病理改变是黑质多巴胺能神经元变性和路易小体形成。

PD多发生于50岁以上人群，并随年龄增长而发病率增高，男性明显多于女性。PD以静止性震颤、运动迟缓、肌张力增高和姿势障碍为主要临床特征。起病常隐袭，缓慢发展，逐渐加剧。目前尚无根治方法，多数病人在发病数年内尚能继续工作，但也有迅速发展至完全残疾者。疾病晚期，常由于全身僵硬而导致卧床不起，最后常死于肺部感染、骨折等各种并发症。

【病因】

主要病理改变为黑质多巴胺（DA）能神经元变性死亡，但是为何会引起黑质多巴胺能神经元变性死亡尚未完全明了。

（一）环境因素

20世纪80年代初发现一种嗜神经毒1-甲基4-苯基1,2,3,6-四氢吡啶（MPTP）在人和灵长类均可诱发典型的帕金森综合征，MPTP在化学结构上与某些杀虫剂和除草剂相似，环境中与该神经毒结构类似的化学物质可能是帕金森病的病因之一。

（二）遗传因素

迄今已经发现许多基因易感性可能是帕金森病发病的易感因素，目前认为约10%的病人有家族史，绝大多数病人为散发性。

（三）神经系统老化

帕金森病主要发生于中老年人，40岁以前发病少见，提示神经系统老化与发病有关。有资料显示30岁以后，随年龄增长，黑质多巴胺能神经元始呈退行性变，多巴胺能神经元渐进性减少。尽管如此，但其程度并不足以导致发病，老年人群中患病者也只是少数，所以神经系统老化只是帕金森病的促发因素。

（四）多因素交互作用

目前认为帕金森病并非单因素所致，而是多因素交互作用下发病。除基因突变导致少数病人发病外，基因易感性可使患病概率增加，但并不一定发病，只有在环境因素、神经系统老化等因素的共同作用下，通过氧化应激、线粒体功能紊乱、蛋白酶体功能障碍、炎性和（或）免疫反应、钙稳态失衡、兴奋性毒性、细胞凋亡等机制导致黑质多巴胺能神经元大量变性、丢失，才会导致发病。

【临床表现】

（一）症状、体征

1.症状　首发症状多为动作不灵活与震颤。随着病程的发展，可逐渐出现下列症状和体征。

（1）运动症状　常始于一侧上肢，逐渐累及同侧下肢，再波及对侧上肢及下肢，呈“N”型进展。会出现静止性震颤、肌强直、运动迟缓、姿势步态障碍。静止性震颤典型表现是拇指与示指呈搓丸样动作；肌强直包括铅管样强直和齿轮样强直；运动迟缓包括面具脸、小字征等；姿势步态障碍包括冻结现象和前冲步态或慌张步态。

（2）非运动症状　也是十分常见和重要的临床症状，可以早于或伴随运动症状而发生。通常会出现感觉障碍、自主神经功能障碍和精神、认知功能障碍。

2.体征　头颅CT可有不同程度的脑萎缩，生化检测脑脊液和尿中高香草酸含量降低，神经电生理检查病人视网膜突触上多巴胺受体障碍。

（二）并发症

帕金森病早期一般没有并发症，但是到了中晚期可能会出现跌倒、吞咽障碍、肺部感染、压力性损伤、下肢深静脉血栓、便秘、幻觉、严重焦虑等。主要表现在以下几个方面。

（1）平衡障碍　冻结步态易发生跌倒。

（2）吞咽功能障碍　出现吞咽困难、饮水呛咳，导致营养不良、消瘦，食物或唾液误吸，出现肺部感染等。

（3）长期卧床导致压力性损伤、下肢深静脉血栓等并发症，活动障碍导致关节变形、肢体挛缩等失用综合征。

（4）幻觉　疾病本身及药物副作用导致幻觉，大多数病人会出现焦虑、抑郁等精神症状。

（5）少数病人会出现认知障碍，如语言能力下降、反应迟钝、记忆力下降、计算能力下降，甚至痴呆。

（三）诊断要点

首先帕金森综合征的确立是诊断帕金森病的先决条件。诊断帕金森综合征必须满足：①运动迟缓；②静止性震颤或肌强直，以上症状评估必须统一按照帕金森病评定量表（UPDRS）进行。帕金森一般中年以后发病，首先出现运动迟缓、伴有静止性震颤、肌强直和体位不稳等典型症状和体征，结合对多巴胺能药物治疗敏感即可诊断。

【治疗要点】

（一）药物治疗

药物治疗是整个治疗过程中的主要治疗手段，包括多巴胺受体激动剂；替代治疗，常用多巴丝肼片、左卡双多巴控释片，为帕金森最重要的治疗用药；单胺氧化酶B抑制剂；儿茶酚-氧位-甲基转移酶抑制剂。

（二）手术治疗

目前的治疗方法有苍白球毁损术、丘脑毁损术、脑深部电刺激术等，适用于药物治疗无效、不能耐受或者出现运动障碍的病人。

（三）其他治疗

胚胎干细胞移植与基因治疗；中医或针灸和康复治疗作为辅助手段对改善症状也起到一定作用；教育和心理疏导也是不容忽视的辅助措施。

【预防与保健】

（一）预防

当前世界人口老龄化导致PD患病率的增加及PD本身病程的不可逆性。因此，有效预防PD的形成尤为重要。迄今为止，通过对 PD 相关风险因素的研究，可以根据其发病的危险因素和保护性因素提出相应的有效预防措施，从而达到预防PD发生及延缓其病程进展的目的。

1.饮食 帕金森病病人多伴有自主神经功能损害，容易便秘。除给予清淡、易消化饮食外，还需多吃粗纤维食物和有通便功效的水果，如苹果、香蕉等，鼓励病人多饮食。应控制蛋白的摄入，尤其对于中晚期帕金森病人，每日供应量应控制在0.8g/kg，40~50g，以优质蛋白为主，如蛋、鱼、虾、豆制品等。为避免影响帕金森病药物吸收效果，蛋白质最好在晚餐时摄入，同时注意避免与左旋多巴胺类药物同服。若病人有发热、压疮、低蛋白血症等情况时，应适量增加蛋白质。

2.避免接触有毒化学药品 如杀虫剂、除草剂、农药等，喷洒农药时不戴面具者更易患帕金森病。避免重金属锰以及放射线污染，从事这方面工作的人群应注意自身与危险因素的隔离。

3.运动　鼓励病人多运动，这是预防和治疗帕金森的有效方法。运动时一定要注意病人的安全。对于帕金森病病人，为了做到长期坚持，应注意选择适合自身活动条件的运动种类，如果症状较轻，可以适当增加运动强度，可选择跑步、骑自行车、打球等运动方式；症状加重，需要做一些付出努力的活动，如快步走20分钟、瑜伽、太极拳等；症状严重且复杂，可选择日常有困难的活动，如从椅子上站起、从床上坐起等。

4.避免吸入有毒气体　汽车尾气含大量有毒气体如一氧化碳、二硫化碳、氰化物等，这些气体可导致细胞死亡，避免精神疲劳，精神压力大、用脑过多易导致脑细胞提早衰退，避免用铝锅炒菜。

（二）保健

1.帕金森病是一种慢性疾病，但却进行性加重，部分病人病情发展很快，因此，要早治疗。一般常用的药物有金刚烷胺、苯海索、左旋多巴、美多巴等，但这些药物长期服用会出现疗效减退或副作用。

2.鼓励早期病人多做主动运动，培养业余爱好。有氧运动可以让帕金森病得到暂时缓解，规律的有氧运动包括快走、慢跑、游泳、蹬车、瑜伽等，如果每周能坚持4次，每次30~40分钟的低强度有氧运动，16周后，入睡时间会缩短一半，总睡眠时间会延长1小时。坚持有一定技巧性的复杂运动，包括球类、爵士舞、拉丁舞等，有助于锻炼大脑的控制力，大脑左右半球紧密配合，眼、心、手协调一致，运动还能增加血流量，向大脑源源不断地供应氧气和葡萄糖，保证脑细胞良好的工作状态。

3.多吃蔬菜、水果或蜂蜜，防止便秘。多喝茶，避免刺激性食物、烟、酒等，茶中的茶多酚具有抗氧化的性质和保护多巴胺神经元的作用。研究表明，茶多酚是通过抑制ROS-NO通路（帕金森病中导致细胞死亡的“死亡之路”），为多巴胺神经元撑起“保护伞”。

4.中医保健

（1）中药内服　通过口服中药汤剂、丸剂、散剂等形式，来调节内脏功能，滋补气血精液、平息肝风、清除湿痰等。

（2）中药外用　①麝香止颤散：由麝香、乳香、桂枝等组成，适用于肝风内动型帕金森病。将药研成细末，每次取3g，加水调成糊状，涂于太阳穴或风池穴，并轻轻按摩，每日2次。②乌头膏：由乌头、川乌、附子等组成，适用于气血不足型帕金森病。将药物炮制后捣成膏状，每次取适量，涂于患侧手足关节处，注意保温，每日1次。③人参饮：由人参、黄芪、白术等组成，适用于脾虚生痰型帕金森病。将药物浸泡于白酒中，密封保存一个月后取出，每次取10ml，涂于梁门穴或足三里穴，并轻轻按摩，每日2次。

（3）针灸　根据病人具体证型和症状，选择合适的穴位和手法，一般每周2~3

次，每次20~30分钟，持续治疗3~6个月。

（4）推拿　根据病人的具体证型和症状，选择合适的部位和手法，一般每天1~2次，每次15~20分钟，持续治疗3~6个月。

案例分析

1. 病人5年前出现右上肢不自主抖动，渐进性行动迟缓，诊断为帕金森病，但没有规律服药，家属没有引起足够的重视，可见病人及家属对帕金森病的认识不足。

2. 病人现病情逐渐加重，因此建议病人进行全面的健康评估，根据评估结果进行健康教育和指导，提高其自身以及家属对帕金森病的认知。同时，病人应更加注重自己的生活方式和安全，保持心情愉快，严格遵医嘱坚持长期合理用药，以减缓病情及并发症加重的速度。

知识巩固

参考答案

一、单选题

1.治疗帕金森病的措施，下列不妥的是(　　)

A.观察病情，保持大小便通畅　　B.运动康复锻炼

C.给予心理支持　　D.保证营养供给

E.让病人独立生活，不需要陪护

2.帕金森病正确的卧床姿势是(　　)

A.左侧卧床最佳　　B.右侧卧位最佳　　C.用高枕头

D.尽量不用枕头　　E.尽量少用仰卧位

3.病人，女，55岁，因患帕金森病长期服用左旋多巴，下列属于左旋多巴副作用的是(　　)

A.恶心、呕吐　　B.腹胀　　C.症状波动

D.精神症状　　E.过敏性休克

4.病人，男，56岁，近年来出现动作缓慢和双手抖动，到医院检查后诊断为帕金森病，该病临床表现中一般不会出现的是(　　)

A.协调运动减少　　B.静止性震颤　　C.肌肉强直

D.写字过小　　E.偏瘫

5.病人，男，75岁，因患帕金森病服用左旋多巴治疗12年，下列属于左旋多巴长期治疗综合征表现的是(　　)

A.尿潴留　　B.便秘　　C.异动症

D.口干　　E.幻觉

二、多选题

1.帕金森的主要临床表现特征有(　　)

A.肌强直　　B.运动减少　　C.体位不稳

D.肌肉震颤　　E.静止性震颤

2.关于帕金森病的饮食，下列不妥的是(　　)

A.规定病人进食时间

B.食物应切成小块或磨碎

C.给予充分进食时间

D.给予细小把手的叉子

E.增加饮食中的热量、蛋白质及粗纤维

三、简答题

如何对帕金森病人日常生活中的运动训练进行健康宣教?

技能训练

操作项目　吞咽功能训练

<table>
<tr><th colspan="2">操作流程</th><th>技术要求</th></tr>
<tr><td colspan="2">准备</td><td>1.操作者　着装整齐，修剪指甲，洗手，戴口罩。
2.照护对象　取舒适体位。
3.环境　室内安静整洁，温、湿度适宜，光线明亮，空气清新。
4.用物　冰棉签、免洗手消、记录单、笔。</td></tr>
<tr><td colspan="2" rowspan="4">沟通
评估
解释</td><td>1.沟通
（1）问好、自我介绍、友好微笑、称呼恰当、举止得体、礼貌用语，选择合适话题，自然开启话题等。
（2）采用有效方法核对照护对象基本信息。</td></tr>
<tr><td>2.评估
（1）照护对象的病情、意识状态、自理能力及合作程度等。
（2）照护对象的肢体活动情况及皮肤情况。
（3）照护对象的吞咽功能情况。</td></tr>
<tr><td>3.解释
（1）为照护对象介绍照护任务、任务目的、操作时间、关键步骤。
（2）介绍需要照护对象注意和（或）配合的内容。</td></tr>
<tr><td>4.询问照护对象对沟通解释过程是否存在疑问，并且愿意配合。
5.询问照护对象有无其他需求，环境和体位等是否舒适，询问照护对象是否可开始操作。</td></tr>
<tr><td rowspan="2">流程</td><td>操作前</td><td>1.操作者采用积极正确的开场方式，创造轻松和谐的活动氛围。
2.操作者耐心告知照护对象每一步训练动作。
3.将训练动作加以分解为照护对象进行示范。</td></tr>
<tr><td>操作中</td><td>1.间接训练方法
（1）咽冷刺激训练　应用正确方法，冷刺激咽喉各个部位，动作轻柔以不引起呕吐反射为宜，每次冷刺激后嘱做空吞咽动作。
（2）吸吮训练　应用正确方法，训练照护对象吸吮能力。
（3）屏气发声训练　应用正确方法，训练声门的闭锁功能、强化软腭的肌力。
（4）其他训练　应用正确方法，对照护对象进行体位调节训练；反复吞咽训练；轮换吞咽训练；健侧吞咽训练；转头吞咽训练等。
（5）其他训练　应用正确方法，对照护对象进行点头样吞咽训练；促进吞咽反射训练；咳嗽训练等，一般训练2周后，待吞咽功能明显好转，再进行摄食训练。
2.直接摄食训练
（1）卧位训练　进食时抬高床头30°~45°，照护训练把糊状食物推至健侧舌后方，以利于食物向咽部运送。
（2）坐位训练　照护对象取坐位，头稍前屈位，如果头部能转向瘫痪侧80°，可以使健侧咽部扩大，便于食物进入。
（3）食物及“一口量”选择　食物选择：教会照护对象合理选择食物。一口量选择：正常人一口量约为20ml。</td></tr>
</table>

续表

<table>
<tr><th>操作流程</th><th colspan="2">技术要求</th></tr>
<tr><td rowspan="2">流程</td><td>操作中</td><td>3.训练过程中询问照护对象无不适后，再重复以上动作，持续训练30分钟，训练过程注意观察照护对象反应及其感受，发现疲劳、呛咳等立即停止。照护对象有进步表现，及时给予鼓励，保持坚持训练的兴趣与信心。</td></tr>
<tr><td>操作后</td><td>训练结束，操作者向照护对象询问训练的感受，有无不适，以便改进操作方法。
1.预约下一次训练的时间。
2.安置照护对象，整理床单位。
3.整理用物，洗手，记录。</td></tr>
<tr><td>注意事项</td><td colspan="2">1.注意操作全过程，时刻保护照护对象安全。
2.注意操作力度和方式在照护对象活动能力范围内进行。
3.鼓励照护对象要有计划性、规律性地进行训练。</td></tr>
<tr><td>评价</td><td colspan="2">1.尊重照护对象，沟通语言恰当，照护对象出现不良情绪，及时给予心理疏导。
2.操作全过程动作轻柔、规范、熟练，注意保护照护对象的安全。</td></tr>
</table>

任务三　阿尔茨海默病

PPT

☞ 案例导入

案例： 病人，女，70岁，2年来家人发现其记忆力减退，经常丢东西、找不到自己放置的东西、忘记家人及熟人的名字，如果提醒的话，有时能回忆起来，有时却回忆不起来；但是远记忆力并没有受到影响，年轻时的事情能清晰回忆；可以正常做家务，基本不受影响，但做饭偶尔会忘记放盐，有时也会烧糊饭。病人的上述症状呈进行性加重。由于家人工作忙，经常让其一人在家，病人情绪低落、多虑失眠。

问题： 1.病人存在的主要问题是什么？

2.应该如何解决？

阿尔茨海默病（Alzheimer's disease，AD）原为老年性痴呆，是发生于老年和老年前期，以进行性认知功能障碍和行为损害为特征的中枢神经系统退行性病变，是老年期痴呆最常见的类型。临床上表现为记忆障碍、失语、失用、失认、视空间能力损害、抽象思维和计算力损害、人格和行为改变等。一般症状持续进展，病程通常为5~10年，随着年龄的增长，患病率逐渐上升。

【病因】

病因至今仍不清楚，一般认为与遗传和环境因素有关。

（一）遗传因素

AD与遗传有关是比较肯定的。绝大部分的流行病学研究都提示，痴呆家族史是AD的危险因素。

（二）环境因素

铝中毒、受教育水平低下、脑外伤等都可增加患病风险。曾经作为AD危险因素研究的化学物质有重金属盐、有机溶剂、杀虫剂和药品等。铝的作用一直令人关注，铝盐对学习和记忆有影响，在实验室，铝可导致神经生化改变；低教育水平与患病率增高有关的报道越来越多，低教育水平与阿尔茨海默病的病因联系仍不太清楚，可能的解释是早年的教育训练促进了皮质突触的发育，使突触数量增加和“脑储备（brain reserve）”增加，因而推迟了诊断时间；临床和流行病学研究提示，严重脑外伤可能是某些AD的病因之一。

（三）神经递质系统功能障碍

阿尔茨海默病病人的脑内存在广泛的神经递质水平下降，可累及乙酰胆碱系统、氨基酸类、单胺系统、神经肽类等，这些递质系统与学习和记忆密切相关。

（四）其他

阿尔茨海默病还可能与炎症反应、神经毒性损伤、氧化应激、自由基损伤、血小板活化、雌激素水平低下和免疫功能缺陷等有关。然而以上任一种学说都不能完全解释阿尔茨海默病所有的临床表现，说明阿尔茨海默病是多种原因引起的。

【临床表现】

AD是一种隐袭发生、缓慢进展、以痴呆为主要症状的疾病。

（一）症状、体征

1.症状　首发症状常为记忆力（尤其是近期记忆）减退，随后所有的皮质功能均可受损，引起定向力障碍、判断力障碍及注意力不集中，出现失语、失用、失认、失写，情绪改变呈抑郁、淡漠、易激惹、多疑，在疾病早期人格相对保持完好，疾病晚期，尿便失去控制，生活完全不能自理，智力达到丧失的地步，食量减少，体重下降，因合并吸入性肺炎和感染而死亡，整个病期一般在5年以上。

2.体征　疾病早期神经系统检查无异常发现，疾病进展到一定时期，易引出抓握反射和吸吮反射，活动明显减少或缄默，步态不稳与步幅减小，可有肌强直（肌张力增高）、运动减少等锥体外系受累的征象，偶见肌阵挛，晚期病人立行不能，四肢蜷曲，卧床不起。

（二）并发症

AD晚期，病人智力严重下降，活动减少，大部分时间卧床，合作能力丧失，完全依赖他人照料，稍不注意就会跌倒、坠床造成跌伤、骨折；病人会因吞咽困难引起呛咳，易产生吸入性肺炎，长期卧床造成压力性损伤和失用综合征；饮水少、尿便失禁导致泌尿系统感染。并发症是导致病人死亡的主要原因。

（三）诊断要点

AD的诊断主要根据病人详细的病史、临床资料、结合精神量表检查及有关的辅助检查。PET或SPECT或fMRI发现额叶、颞叶、顶叶代谢率减低，基因检测发现相关基因突变等有助于诊断。

AD的诊断标准是：①临床检查确认痴呆，MMSE 及 Blessed行为量表等神经心理测试支持；②必须有2个或2个以上认知功能障碍；③进行性加重的记忆和其他智力障碍；④无意识障碍，可伴有精神和行为异常；⑤发病年龄40~90岁，多在65岁以后；⑥排除其他可以导致进行性记忆和认知功能障碍的脑部疾病，确诊则根据病理诊断。

【治疗要点】

（一）药物治疗

1.一般治疗 使用扩血管药物增加脑血流及脑细胞代谢，改善症状或延缓疾病进展。常用银杏叶提取物制剂、吡拉西坦等。

2.改善认知功能药物 可用乙酰胆碱前体如卵磷脂和胆碱，增加乙酰胆碱合成和释放。目前常用乙酰胆碱酯酶（AChE）抑制剂，抑制乙酰胆碱降解并提高活性，改善神经递质传递功能，如毒扁豆碱、他克林、多奈哌齐或盐酸多奈哌齐、石杉碱甲等。

3.抗精神病药、抗抑郁药及抗焦虑药 此类药物对于控制AD伴发的行为异常有作用。抗精神病药可用利培酮口服；抗抑郁药有氟西汀或舍曲林口服；抗焦虑药则有丁螺环酮口服。

4.神经保护性治疗 抗氧化剂维生素E和单胺氧化酶抑制剂司来吉兰可延缓AD的进展；雌激素替代疗法；非甾体抗炎药可防止和延缓AD发生。

（二）非药物治疗

非药物治疗包括职业训练、音乐治疗和群体治疗等。

（三）支持治疗

重度病人生活自理能力严重减退，常导致营养不良、肺部感染、泌尿系统感染、压力性损伤等并发症，应加强支持治疗和对症治疗。

【预防与保健】

（一）预防

1.一级预防 指预防认知功能正常的个体未来发生认知功能障碍，即对认知正常人群或高危人群采取相应措施以延缓认知功能障碍症状的发生。

AD的危险因素（如性别、年龄、遗传等）无法改变，而血管性危险因素（高血压、高胆固醇血症、吸烟、糖尿病、心房颤动、肥胖等）、生活方式、心理状态、头部外伤等是可以改变的。改变生活方式、合理膳食、增加锻炼、参与益智活动、益智类游戏、服用抗高血压药物、非甾体药物、他汀类药物、激素代替治疗等是AD发病保护性因素。

（1）改变生活方式

1）合理膳食 科学合理的膳食有助于预防AD。地中海饮食是目前备受推崇的饮食之一，是由清淡、富含营养的食物组成，包括水果、蔬菜、坚果、豆类、谷类、适量鱼类、肉类、禽类和乳类产品。有研究证明，蔬菜、水果和全谷类食物作为维生素、矿物质、膳食纤维的重要来源，有助于保持肠道通畅，提高机体免疫力及降低患肥胖、糖尿病、心脑血管等慢性病的风险，减少以上相关疾病，能够降低罹患

AD的风险。铝可以导致脑神经元纤维缠结和老年斑形成，日常生活中应少吃或不吃含铝食品添加剂的食物，如粉丝、油条、糕点、面包及饼干等食物。长期饱食会导致大脑早衰，节制饮食是延缓衰老的良好方法，也有利于预防AD。

2）加强体育锻炼、增加脑力活动　运动可改善脑部血液供应，增强神经系统的功能，如促进神经元再生，增加海马回体积、突触发生及减少β淀粉样蛋白沉积，延缓AD的发生。坚持规律的体力活动以及运动能有效抑制衰老所致的认知障碍。同时体力活动的量比体力活动的形式更重要。

3）保持社交联系　保持丰富的社会关系可降低AD的风险。此外，抑郁症也是AD的危险因素之一，而社会交往为主体的社会支持系统对抑郁症的防治也有非常重要的作用。

4）戒烟　有研究表明吸烟具有基因依赖性，可增加20%患AD的危险性，从而增加AD患病风险。

5）头部创伤　头部外伤史伴意识丧失一个小时或以上的人患AD的风险加倍。因此，预防AD应避免发生头部外伤。

（2）祛除血管性危险因素　控制高血压、降低血糖、血脂等。

2.二级预防　是指预防已经发生轻度认知功能损害但非痴呆的对象发展成为AD病人。早期发现、早期治疗，定期让老年人做头部CT等检查，并积极治疗。

3.三级预防　是指防止病情进一步恶化及并发症的出现。主要通过使用药物、认知训练等方法控制病情、延缓疾病进展。

4.早期干预　指非药物治疗，是借助一些措施最大限度地保持AD病人的功能水平，提高其生活质量。该方法包括心理疗法、饮食疗法、环境疗法、认知疗法、刺激疗法等。认知训练可以为认知功能障碍病人提供干预措施，大脑在记忆方面仍然具有可塑性，主要适用于轻度认知功能损害和轻度阿尔茨海默病人，包括记忆、益智、策略等三项训练内容。

（1）记忆训练　可反复让病人辨认熟悉的生活场景，做一些力所能及的家务。可根据病人病情、文化程度、喜好，设立记忆任务并通过位置记忆法训练。记忆任务包括顺叙数字、倒叙数字、数字运算、图形记忆、词组记忆等。

（2）益智训练　可根据病人的兴趣、爱好、选择适合的活动进行锻炼，如围棋、象棋等棋牌类活动或者听音乐、绘画、读书、看报等，制定活动时间表、有规律、定时定量进行锻炼。

（3）策略训练　好的记忆策略常常能够达到事半功倍的效果，这就要求不同情况运用不同策略，如想象、联系、分类等。

（二）保健

1.给予高蛋白、高维生素、易消化的食物，多吃新鲜水果蔬菜和补脑益智的食物，保持营养均衡，养成定时、定量的饮食习惯。

2.多参加适宜的社交活动，引导或协助其保持生活自理，多做健脑运动，维持现有功能，延缓功能衰退。充分利用社区服务机构、临时托老站、老人福利院等社会支持系统更好地照顾病人，提高病人的生活质量。

3.按医嘱正确服药，定期门诊复查血压、血糖、血脂及检测肝、肾功能等。

4.平时随身携带病人卡片或系病情手圈（有病人姓名、住址、联系电话等），外出时有人陪伴，防止意外。

案例分析

1.病人的家人2年前已发现其记忆力减退，影响到生活质量且出现了心理问题，但家属没有引起足够的重视，让其独自在家，说明家属对阿尔茨海默病的认识不足。

2. 建议病人进行全面的记忆障碍及生活能力评估，根据评估结果进行健康教育和照护指导，提高病人自身及家属对疾病的认知水平。同时家属要协助做好病人的生活及安全管理，防止走失、意外伤害等发生；病人还要保持良好的心理状态，保持乐观、积极的心态对抗疾病。

参考答案

知识巩固

一、单选题

1.阿尔茨海默病早期首发症状是（　）

A.近期记忆力减退　B.找词困难　C.人格异常
D.行为异常　E.远期记忆力减退

2.阿尔茨海默病属于（　）

A.精神障碍　B.神经系统退行性疾病
C.精神分裂症　D.脑器质性精神障碍
E.脑血管疾病

3.阿尔茨海默病多发病于（　）

A. 50岁+　B. 55岁+　C. 60岁+
D. 65岁+　E. 70岁+

4.以下关于阿尔茨海默症的说法中，不正确的是（　）

A.发生于老年和老年前期
B.占老年期痴呆的50%~70%
C.家族性AD为常染色体隐性遗传
D.损伤计算能力和逻辑思维能力
E.会导致记忆和认知功能损害

二、多选题

1.以下还可能导致阿尔茨海默病的有(　　)

A.血管性疾病　　B.额颞叶受损　　C.脑部组织老化

D.路易体痴呆　　E.长期缺乏交流

2.以下可能导致阿尔茨海默病的有(　　)

A.高血压　　B.高血脂　　C.心脏病

D.糖尿病　　E.哮喘

三、简答题

阿尔茨海默病饮食方面有哪些要求?

书网融合……

题库

技能训练

操作项目　记忆力、注意力、逻辑思维能力训练

操作流程		技术要求
准备		1.操作者　着装整齐，修剪指甲，洗手，戴口罩。 2.照护对象　取舒适体位。 3.环境　室内安静整洁，温、湿度适宜，光线明亮，空气清新。 4.用物　认读卡片、记录单、笔、免洗洗手液。
沟通 评估 解释		1.沟通 （1）问好、自我介绍、友好微笑、称呼恰当、举止得体、礼貌用语，选择合适话题，自然开启话题等。 （2）采用有效方法核对照护对象基本信息。
		2.评估 （1）照护对象的精神状态、饮食、二便、睡眠等。 （2）照护对象病情、配合程度等。
		3.解释 （1）为照护对象介绍照护任务、任务目的、操作时间、关键步骤。 （2）介绍需要照护对象注意和（或）配合的内容。
		4.询问照护对象对沟通解释过程是否存在疑问，并且愿意配合。 5.询问照护对象有无其他需求，环境和体位等是否舒适，询问照护对象是否可开始操作。
流程	操作前	1.操作者采用积极正确的开场方式，创造轻松和谐的活动氛围。 2.操作者耐心告知照护对象每一步训练动作。 3.将训练动作加以分解为照护对象进行示范。
	操作中	1.数字记忆 （1）操作者打开第一张数字卡片，从三位数开始数起。 （2）以温和缓慢的语速告知照护对象卡片上的数字。 （3）读完后立即请照护对象进行复述。 （4）每次增加一位数，直至照护对象不能复述为止。 （5）得到照护对象反馈，及时运用肢体和非肢体语言给予照护对象鼓励。 2.物品记忆 （1）操作者打开第一张认读卡片。 （2）以温和缓和的语速告知照护对象卡片上的事物。 （3）通过表情和手势指导照护对象进行理解和记忆。 （4）观察照护对象反应，得到照护对象反馈后，将第一张卡片收起来。 （5）请照护对象回忆刚才看到的事物。 （6）得到照护对象反馈，及时运用肢体和非肢体语前给予照护对象鼓励。
	操作后	训练结束，操作者向照护对象询问训练的感受，有无不适，以便改进操作方法。 1.预约下一次训练的时间。 2.安置照护对象，整理床单位。 3.整理用物，洗手，记录。

续表

操作流程	技术要求
注意事项	1.训练物品的数量可由少到多，逐渐增加，观看记忆的时间可由长到短。 2.训练过程中，操作者要随时观察照护对象反应，发现异常立即停止。 3.鼓励照护对象要有计划性、规律性地进行训练。
评价	1.尊重照护对象，沟通语言恰当，照护对象出现不良情绪，及时给予心理疏导。 2.训练全过程动作轻柔、规范、熟练，注意保护照护对象的安全。

目标任务学习单

学习日期：

目标完成日期：

学习目标（明确的、可衡量、可实现的）

达成目标存在的困难/解决办法

我的学习笔记

项目七　运动系统常见疾病的预防与保健

学习目标

知识目标

1. 掌握运动系统常见疾病的临床表现、治疗要点、预防及保健。
2. 熟悉运动系统常见疾病的病因。
3. 了解运动系统常见疾病的概念。

技能目标

1. 能够指导照护对象预防运动系统常见疾病并给予保健指导。
2. 学会右侧腕部摔伤后初步固定、湿热敷。

素质目标

1. 培养敬佑生命、救死扶伤、甘于奉献、大爱无疆的医者精神。
2. 培养思维能力和不断探究的科学精神，知行合一，学以致用，践行“健康中国”理念。

任务一　骨　折

PPT

案例导入

案例： 病人，女，68岁。因雨天路滑摔跤后右手腕部疼痛、活动障碍3小时入院。病人既往体健。查体：T 37.5℃，P 95次/分，R20次/分，BP 136/80mmHg；一般情况较好，右侧手腕部明显肿胀，活动受限。X线检查：右侧尺骨近端骨折。医生初步诊断为右侧尺骨粉碎性骨折。

问题： 1. 病人目前存在的主要问题是什么？

2. 应该如何解决？

骨折（fracture）是指骨或骨小梁的完整性或连续性中断。

【病因】

（一）直接暴力

外力作用部位发生骨折，如压砸、撞击、火器伤等引起的骨折。

（二）间接暴力

着力点以外的部位发生骨折，外力通过传导、杠杆或旋转引起的骨折，如从高处坠下足部着地引起脊柱骨折。

（三）肌肉牵拉作用

肌肉突然猛烈收缩拉断其附着部位的骨折，如投掷铅球用力不当引起肱骨结节撕脱骨折。

（四）疲劳性骨折

骨质持续受到轻度劳损引起的骨折。

（五）病理性骨折

骨骼本身患有病变，当受到轻微外力即发生骨折，如因骨肿瘤、骨结核、骨髓炎等发生的骨折。

【临床表现】

（一）症状、体征

1.症状

（1）全身表现　①较大的骨折或多发性骨折：可因大量出血和剧烈疼痛，引起失血性休克和神经性休克，如骨盆骨折及大腿骨折。②发热：一般骨折没有发热，当骨折大量出血后吸收可引起低热，开放性骨折感染发热。

（2）局部表现　疼痛和压痛、肿胀和瘀斑、功能障碍等。

2.骨折专有体征　畸形、反常活动、骨擦音或骨擦感。

（二）并发症

骨折早期并发症：休克、重要周围组织损伤、重要内脏器官损伤、骨筋膜室综合征、脂肪栓塞。晚期并发症：坠积性肺炎、压疮、下肢深静脉血栓形成、感染、骨化性肌炎、创伤性关节炎、关节僵硬、急性骨萎缩、缺血性骨坏死。

（三）诊断要点

1.病史　损伤或相关病史。

2.临床表现　特别是骨折专有体征，其中有一项即可确诊。

3.辅助检查　①X线检查：可明确诊断并明确骨折类型及移位情况，检查必须包括正侧位及邻近关节，并加健侧以便对照。②CT检查：有的骨折只检查X线是不够的，需要CT检查以更准确地了解骨折移位情况，如髋臼骨折、脊柱骨折。③MRI检查：脊柱骨折合并脊髓损伤的病人要用MRI检查，可以明确骨折类型和脊髓损伤的程度。

【治疗要点】

（一）骨折的急救

1.抢救生命 首先判定有无颅脑、胸、腹合并伤及致命伤，并给予相应的急救措施。

2.防止进一步损伤或污染 凡有骨折或疑有骨折的病人应予以临时固定处理，外露骨端一般不进行现场复位。对可疑脊柱骨折病人，原则是保持脊柱中立位，由三人分别扶托病人的头背、腰臀和双下肢部位，协调动作，平稳置于脊柱固定架或硬板上抬运，切忌背驮、抱持等方法，严禁弯腰扭腰；疑有颈椎骨折或脱位时，专人双手牵引头部使颈椎维持中立位的同时平置病人于硬板上，颈两侧用沙袋固定限制头颈部活动。

3.迅速转运 经初步抢救、妥善包扎固定后，迅速平稳转送。

4.开放性骨折 尽早清创并使用抗生素和破伤风抗毒素注射液（TAT），预防感染。

（二）骨折的治疗原则

1.复位 是将移位的骨折断端恢复正常或接近正常的解剖关系，重建骨的支架作用。复位是骨折治疗的首要步骤，复位方法有手法复位、切开复位、持续牵引复位。

2.固定 常用方法有小夹板固定或石膏绷带固定；持续牵引包括皮牵引和骨牵引；切开复位与内固定。

（1）小夹板固定 主要适用于四肢长骨的较稳定骨折，固定范围不包括骨折处的上下关节，有利于早期功能锻炼。但有固定不牢之嫌，易使骨折移位、不愈合、畸形愈合，若捆扎过紧影响肢体血运、发生远端缺血。

（2）石膏绷带固定 可按肢体形状塑形，干固后固定可靠，固定范围大，不易发生再移位，但不利于功能锻炼。

（3）持续牵引 骨牵引较直接且力量大，利于开放性伤口观察及换药、利于功能锻炼，但不能早期下床活动；皮牵引较间接且力量小，多用于儿童。

（4）切开复位及内固定 复位准确且固定牢靠，但具有易形成创伤的缺点。常用的内固定器材多种，常用的有金属丝、接骨板、螺丝钉、髓内钉、加压钢板等。

3.功能锻炼 是骨折治疗的重要阶段，是功能恢复的重要保证，固定后即可开始功能锻炼。

（1）早期 伤后1~2周内，此期锻炼的目的是促进血液循环，消除肿胀，防止肌肉萎缩。以患肢肌肉的收缩运动为主，骨折部位的上、下关节保持不动。

（2）中期 损伤2~3周后，此期锻炼的目的是防止肌肉萎缩和关节僵硬，以骨折处上、下关节运动为主。

（3）晚期　损伤6~8周后，此期骨折已经临床愈合，锻炼的目的是促进关节活动范围和肌力恢复，以重点关节为主的全面功能锻炼，可辅以理疗和药物。

功能锻炼的原则是动静结合，主动为主，被动为辅，循序渐进。

【预防与保健】

思政导学

妙手仁心，谱写断肢再植奇迹

陈中伟（1929年1月—2004年3月），骨科、显微外科专家，中国科学院院士，1963年成功进行了世界首例断手再植手术。他首创了“断手再植和断指再植”等6项新技术，入选“庆祝中华人民共和国成立70周年大型成就展”。

1963年1月2日，陈中伟、钱允庆两位医生，经过长达八个小时的手术，将青年工人王存柏的断掌重新接活，世界首例断肢再植手术就此获得成功！当年9月，在罗马举行的第20届国际外科手术会议上，来自世界各国的外科专家一致认为，由陈中伟、钱允庆等医生共同完成的断肢再植手术，为世界医学史上首例成功的断肢再植病例。陈中伟被赞誉为“世界断肢再植之父”。

陈中伟院士敢为天下先，轰动了世界，创造了中国显微外科蓬勃发展新时代。为世界医学发展、中国人民的医疗卫生事业作出了巨大贡献。

（一）预防

1.要养成良好的生活习惯　有长期吸烟、过量饮酒、少动多坐及低钙饮食等不良生活习惯的人，容易在老年后发生骨质疏松。所以应不抽烟，少喝酒，不喝浓茶，不食用过多的高蛋白食品。

2.外在保护器　最近报告显示外戴的髋部保护器可以有效地降低因跌倒造成髋部骨折的机会。

3.鼓励适当的活动　适度的运动一方面可以强化骨骼强度，另一方面也可以保持肌力和良好的平衡感，减少跌倒发生的机会。

4.居家安全　75%的跌倒发生在自己的家中，尤其是浴室、厨房等地方。提供一个安全的居家环境对防止骨折的发生是非常重要的。

（二）保健

骨折发生后，应该及时去医院进行救治，但在日常的恢复中也应注意合理饮食，合理的饮食可以帮助疾病有效的恢复，对于骨折后不同的时期，采用的食疗方案也不同。

1.骨折后1~2周　此时骨折部位淤血肿胀，经络不通，气血阻滞，此期需注意活血化瘀，行气消散。病人骨折部位疼痛，食欲及胃肠功能均有所降低，因此饮食应以清淡开胃、易消化、易吸收的食物为主，如蔬菜、蛋类、豆制品、水果、鱼汤、瘦肉等，制作以清蒸炖熬为主，避免煎炸炒烩的酸辣、燥热、油腻的食品。食疗方：三七10g，当归10g，肉鸽1只，共炖熟烂，汤肉并进，每日1次，连续7~10天。

2.骨折后2~4周 此时病人从生理上及精神上对骨折后的境况有所适应，骨折所引起的疼痛也已缓解，淤血肿胀大部分消失，食欲及胃肠功能均有所恢复。饮食上应由清淡转为适当的高营养，以满足骨痂生长的需要，可在初期的食谱上加以骨头汤、田七煲鸡、鱼类、蛋类以及动物肝脏之类，以补给更多的维生素A、维生素D，钙及蛋白质。适当多吃一些青椒、西红柿、苋菜、青菜、包菜、萝卜等维生素C含量丰富的蔬菜，以促进骨痂生长和伤口愈合。食疗方：当归10g，骨碎补15g，续断10g，新鲜猪排或牛排骨250g，炖煮1小时以上，汤肉共进，连用两周。

3.骨折后5周以上 骨折部位淤肿基本吸收，已经开始有骨痂生长，并从骨痂向骨组织转化。病人胃口大开，饮食上并无禁忌，可食用任何高营养食物及富含钙、磷、铁等矿物质的食物。中医对此颇有研究，认为此期食谱可配以老母鸡汤、猪骨汤、羊骨汤、鹿筋汤、炖水鱼等，能饮酒者可适当饮用杜仲骨碎补酒、鸡血藤酒、虎骨木瓜酒等。食疗方：枸杞子10g，骨碎补15g，续断10g，薏苡仁50g。将骨碎补与续断先煎去渣，再入余2味煮粥进食。每日1次，7天为1疗程。每1疗程间隔3~5天，可用3~4个疗程。

案例分析

1.病人因摔倒所致右侧尺骨粉碎性骨折，评估病人的情况已出现骨折的局部表现：疼痛、肿胀、功能障碍。

2.建议病人遵医嘱进行治疗。

知识巩固

参考答案

一、单选题

1.骨折早期功能锻炼的主要形式是（　）

A.以骨折远端部的关节活动为主

B.进行伤肢的肌肉舒缩活动

C.进行全身协调的功能锻炼，并配合理疗和体疗

D.以肌肉舒张为主

E.以伤肢上下关节向各方运动为主，避免旋转和持重活动

2.右大腿被汽车压伤病人，以下诊断可确认为骨折的是（　）

A.局部高度肿胀和瘀斑　　B.疼痛与压痛明显

C.下肢不能主动活动　　D.反常活动

E.明显跛行

3.骨折病人长期卧床不起，易发生的并发症是(　　)

A.坠积性肺炎　　B.肝炎　　C.胆囊炎

D.心包炎　　E.肾炎

二、多选题

1.骨折的治疗原则有(　　)

A.手法复位　　B.固定　　C.功能锻炼

D.切开复位　　E.持续牵引复位

2.骨折的早期并发症有(　　)

A.休克　　B.血管损伤　　C.骨筋膜室综合征

D.脂肪栓塞　　E.内脏损伤

三、简答题

骨折后，功能锻炼的原则是什么?

技能训练

操作项目 右侧腕部摔伤后初步固定

操作流程	技术要求
准备	1.操作者 着装整齐，七步洗手法洗净双手，戴口罩。 2.照护对象 保持右侧上肢屈曲位，不随意移动。 3.环境 环境整洁、温湿度适宜。 4.用物 绷带、三角巾、胶布、剪刀、内衬有棉垫的夹板（或木板、木棍等）数个、记录单、笔，免洗手消。
沟通 评估 解释	1.沟通 （1）问好、自我介绍、友好微笑、称呼恰当、举止得体、礼貌用语，选择合适话题，自然开启话题等。 （2）采用有效方法核对照护对象基本信息。
	2.评估 （1）照护对象的意识状态、配合程度。 （2）照护对象的摔伤经过、右侧腕部情况。
	3.解释 （1）为照护对象介绍照护任务、任务目的、操作时间、关键步骤。 （2）介绍需要照护对象注意和（或）配合的内容。
	4.询问照护对象对沟通解释过程是否存在疑问，并且愿意配合。 5.询问照护对象有无其他需求，环境和体位等是否舒适，询问照护对象是否可开始操作。
流程	1.立即报告医务人员或家属，或拨打急救电话。 2.医护人员到场后，协助医护人员将照护对象移至床上或座椅上，取舒适体位。 3.取两块夹板分别置于前臂掌侧和背侧，其长度超过肘关节和腕关节。 4.配合医护人员采用绷带对照护对象腕部夹板进行绷带固定。先固定肘关节、再用绷带“8”字形固定腕关节。 5.将右侧肢体肘部屈曲90°放在三角巾上，然后将两个底角分别绕过颈左右两侧，在颈后打结。 6.随时观察并询问照护对象有何不适。 7.整理用物，洗手，记录。
注意事项	1.怀疑照护对象骨折后，不可强制照护对象进行各种活动，应先立即拨打就医电话并报告，待医护人员到场后再配合行下一步处理。 2.固定夹板的长度和宽度要与骨折的肢体相适应，其长度必须超过骨折的上、下两个关节。固定时除骨折部位上、下两端外，还要固定上、下两个关节。 3.固定应松紧适度，以免影响血液循环。 4.如果夹板内侧没有内衬棉垫，则不可与皮肤直接接触，其间应垫棉花或其他物品，尤其在夹板两端、骨突出部位和悬空部位应加厚衬垫，防止受压或固定不妥。 5.在处理开放性骨折时，不可把刺出的骨端送回伤口，以免造成感染。 6.肢体骨折固定时，一定要将指（趾）端露出，以便随时观察末梢血液循环情况，如发现指（趾）端苍白、发冷、麻木、疼痛、浮肿或青紫，说明血运不良，应松开重新固定。
评价	1.尊重照护对象，沟通语言恰当，照护对象出现不良情绪，及时给予心理疏导。 2.操作规范、安全，达到预期目标。

PPT

任务二　骨关节炎

案例导入

案例：病人，女，66岁，汉族，农民，于20年前无明显诱因出现双膝关节疼痛，活动后加重，休息后缓解，未正规治疗，现因双膝关节疼痛20余年，加重10余天，逐渐出现畸形，行走困难，双膝关节肿胀，服药后无缓解，双手麻木不适，无发热及皮疹，其余关节无肿痛不适，时有头晕、头胀。

问题：1.病人目前存在的主要问题是什么？

2.应该如何解决？

骨关节炎（osteoarthritis，OA）又称退行性关节病、骨关节病或肥大性关节炎，是一种常见的风湿性疾病。其病理特点为关节软骨损伤，关节边缘和软骨下骨反应性增生，主要临床表现为缓慢发展的关节疼痛、僵硬、肿大伴活动受限。本病的患病率和年龄、性别、民族以及地理因素有关。如45岁以下女性患病率仅2%，而65岁以上达68%。55岁以下男、女骨关节炎关节分布相同，而高龄男性髋关节受累多于女性，手骨关节炎则以女性多见。

【病因】

骨关节炎的病因和发病机制尚不明确，其发生与病人年龄、肥胖、炎症、创伤及遗传因素等有关，是由多种因素共同作用的结果。

1.原发性骨关节炎　病因尚不完全清楚，在已知的多个致病因素中，高龄和超重是已明确的两个主要致病因素。一般认为是由全身或局部的综合因素所致，如软骨营养、代谢失常、应力不平衡、累积的微小创伤或关节负荷过重等。

2.继发性骨关节炎　一般是在原发疾病基础上发生的继发性改变，常见原发病因包括先天性关节畸形、关节面不平整、损伤机械磨损、代谢性疾病、关节不稳定、感染等。

【临床表现】

（一）症状、体征

本病临床表现随累及关节而异。起病隐匿，进展缓慢。症状多见于40岁以后，随年龄增长而发病增多，女性患病率高于男性。

1.症状　疼痛是本病的主要症状，隐匿发作、持续钝痛，多于关节活动以后发生，负重时疼痛加重，休息后可以缓解。晨僵时间较短暂，一般不超过30分钟，老年人的负重关节多有黏着感，活动后可缓解。随着病情进展，可出现关节骨性肥大、功能障碍。

2.体征 关节肿胀伴局部温度增高、关节腔积液是常见的体征，严重者可见关节畸形、半脱位，受累关节压痛，伴滑膜炎性渗出时，压痛更重。骨摩擦音以膝关节多见。

（二）相关检查

无特异性的实验室指标。血沉大多正常，C反应蛋白不高、类风湿因子和自身抗体阴性。

1.关节腔液检验 关节液呈黄色或草黄色，黏度正常，凝固试验正常，白细胞数低于2×10^2/L，糖含量很少，低于血糖水平的50%。据此，可与其他疾病相鉴别。

2.影像学检查 对本病的诊断十分重要。骨关节炎早期，X线检查可正常，后期X线主要表现为关节间隙狭窄，软骨下骨质硬化及囊性变，关节边缘骨赘形成，关节面萎陷、变形和关节半脱位等。MRI可显示软骨、半月板等结构的早期病变，有利于早期诊断。

【治疗要点】

本病主要的治疗方法是减少关节的负重和过度的大幅度活动，以延缓病变的进程。肥胖病人应减轻体重，减少关节的负荷。下肢关节有病变时可用拐杖或手杖，以求减轻关节的负担。理疗及适当的锻炼可保持关节的活动范围，必要时可使用夹板支具及手杖等，对控制急性期症状有所帮助。消炎镇痛药物可减轻或控制症状，但应在评估病人风险因素后慎重使用且不宜长期服用。软骨保护剂如硫酸氨基葡萄糖具有缓解症状和改善功能的作用，同时长期服用可以延迟疾病的结构性进展。对晚期病例，在全身情况能耐受手术的条件下，行人工关节置换术，目前是公认的消除疼痛、矫正畸形、改善功能的有效方法，可以大大提高病人的生活质量。

【预防与保健】

（一）预防

骨关节炎的发病与年龄、肥胖、遗传因素和机械因素有关。因此，预防骨关节炎主要从人为可干预的因素出发，重点是减轻体重，避免可造成骨关节炎的机械因素。

1.保持理想体重 肥胖不仅增加了负重关节的负荷，还可引起姿势、步态、运动系统的改变，多数肥胖者呈膝内翻，这样负荷集中在关节中间部分的软骨上，造成关节畸形。保持理想体重关键是做好两个方面：①管住嘴，即科学合理的膳食，对于肥胖者可适当减少每日总热量；②迈开腿，即坚持每天一定的运动量。只有体重控制在理想范围，才有可能减少骨关节炎的发生。减轻体重的同时，女性尽量不穿高跟鞋，保护关节不要受到损伤，如避免关节受到反复的冲击力或扭力，尽量减少做频繁登高运动。

2. 日常生活　年龄是最主要的危险因素，随着年龄增长，适当补充维生素A、维生素C、维生素D、维生素E等对骨关节炎都有一定的预防作用。多晒太阳，注意防寒湿、保暖，使膝关节得到很好的休息。每日平地慢走1~2次，每次30分钟左右。尽量减少上下台阶、跑步等使膝关节负重的运动，避免、减少关节软骨的磨损，不得已上下台阶时最好扶楼梯或手杖。不要长时间处于一种姿势，更不要盲目地做反复屈伸膝关节、揉按髌骨、抖动膝关节等有损于膝关节的运动。锻炼股四头肌功能，可减轻膝关节疼痛。

3. 适当的锻炼　正确适当的锻炼，可以预防、延缓和减慢骨关节炎的进程。运动方式有游泳、散步、骑脚踏车、仰卧直腿抬高或抗阻力训练及不负重关节的屈伸活动。避免不正确的过度锻炼，不正确的锻炼可加重骨关节炎，有害的运动是指增加关节扭力或关节面负荷过大的训练，如爬山、爬楼梯或下蹲起立等活动。

骨关节炎是一种严重影响中老年人身体健康和生活质量的疾病。生活中，广大中老年人一定要有意识预防骨关节炎的发生。

（二）保健

目前医学界没有逆转骨关节炎病程方法，大部分病人的病情会不断地发展、恶化。保守治疗无法完全治愈骨关节炎，但是可以缓解症状，延缓进程。因此，骨关节炎的保健显得非常重要。

1. 树立战胜疾病的信心　非药物治疗是骨关节炎的主要疗法。首选方法是要实施正确的生活方式，掌握相关的健康知识。这对于减轻疼痛、减少看病次数、提高生活质量、维持关节功能有着较好的效果。解除病人的思想压力，适当休息。帮助病人正视疾病，树立信心。不使关节过度负重、受潮、受凉。避免久站、久坐，不要让关节处于某一体位时间过长。消除关节劳损的因素：肥胖病人适当减肥，保护受损关节，多坐车，少行走、登山、爬楼梯等。根据具体情况在病情允许的范围内进行正确、适当的体育锻炼，以改善神经、肌肉与骨关节的新陈代谢，延缓其衰老进展的速度。应避免在睡眠时为减轻疼痛在膝下垫枕头。穿戴护膝或弹性绷带，对保护膝等关节十分有益。

2. 运动疗法　正确适当的锻炼，可以预防、延缓和减慢骨关节炎的进程。适宜骨关节炎病人的运动包括游泳、散步、骑脚踏车、仰卧直腿高或抗阻力训练及不负重关节的屈伸活动。不正确的过度运动可加重骨关节炎。有害的运动是增加关节扭力或关节面负荷过大的训练，如爬山、爬楼梯或下蹲起立等活动。

（1）坐位伸膝练习　病人坐于床上，患膝尽量伸直，足背伸，同侧手向下按膝，对侧手屈腰够足。

（2）仰卧屈膝练习　仰卧床上，患肢屈髋90°，患膝尽量屈曲，以健肢协助按压患侧小腿以增加膝关节的屈曲。

（3）跪位屈膝练习　病人跪坐在床上，自行向后跪压以增加屈膝的角度。

（4）平躺“蹬三轮”　每天早晚躺在床上，模仿蹬三轮的动作。平躺的姿势可减轻易受损关节的负担；踝关节到肩关节的各个关节都得到锻炼。

（5）水中运动　在水中运动有水的浮力可以支撑，能减少体重对膝关节的压力，尤其是肥胖的病人。同时有助于强化病人的心肺功能，提高肌肉耐力，即使不小心跌倒，也不容易受到伤害。

3.饮食疗法

（1）增加钙的摄入量　老年人钙的摄取量应确保骨质代谢的正常需要。含钙高的食物如牛奶、蛋类、豆制品、蔬菜和水果等宜多吃，必要时要补充钙剂。

（2）增加富含维生素的食物　富含维生素的食物有小麦、大麦、糯米、粳米、黄豆等。本类食物中含有大量淀粉、多种维生素（以B族为主）以及钙、磷等成分。肉食中鸡肉、鹌鹑肉、鸽肉、牛肉、泥鳅、墨鱼、海参、河虾、海虾等富含优质蛋白、脂肪，钙、磷、铁、镁、钾、钠，维生素A、B族维生素、维生素C、维生素E烟酸等成分，均能补益精气，适宜于骨关节炎病人服用。蔬菜中韭菜、平菇、蘑菇等含有挥发油、硫化物、蛋白质、脂肪、糖类、胡萝卜素、B族维生素、维生素C、钙、磷、铁等成分，有补肾助阳的功效，适于膝关节酸痛等症状。水果宜选择无花果、大枣、龙眼肉、枸杞、荔枝等，多数含有糖类、蛋白质、脂肪、有机酸、胡萝卜素、B族维生素、维生素C、钙、磷、铁等成分，有养血补肾的功效。

案例分析

1.病人双膝关节疼痛20余年，逐渐加重10余天，双膝出现畸形，关节肿胀，考虑发生了骨关节炎。同时未进行正规治疗，说明病人及家属对骨关节炎认识不足。

2.病人应到医院接受正规治疗，并向病人及其家属介绍疾病相关知识。建议病人下床活动时使用拐杖或手杖，以求减轻关节的负担。理疗及适当的锻炼可保持关节的活动范围，必要时可使用夹板支具等，对控制急性期症状有所帮助。

知识巩固

参考答案

一、单选题

1.最常用的骨关节影像学检查技术是（　）

A. X线平片　　B. CT　　C. MRI

D.关节内造影检查　　E. B超

2.能够清晰显示关节软骨破坏的影像学检查技术是（　）

A. X线平片　　B. CT　　C. MRI

D.关节内造影检查　　E. B超

3.适宜骨关节炎病人的运动是(　)

A.爬山　　B.爬楼梯　　C.游泳

D.下蹲起立　　E.负重练习

4.伴有膝关节畸形、屈伸活动明显受限的骨关节炎最佳治疗方案是(　)

A.关节镜微创技术　　B.局部封闭止痛　　C.关节置换手术

D.保守治疗　　E.中医治疗

二、多选题

1.符合骨关节炎特点的是(　)

A.晨僵　　B.骨摩擦音　　C.关节肿痛

D.好发于青壮年人　　E.压痛和被动痛

2.骨关节炎的体征是(　)

A.疼痛　　B.肿胀　　C.畸形

D.功能障碍　　E.关节软化

三、简答题

骨关节炎的临床表现有哪些?

技能训练

操作项目　湿热敷

操作流程	技术要求
准备	1.操作者　着装整齐，修剪指甲，洗手，戴口罩。 2.照护对象　取坐位或卧位。 3.环境　关闭门窗，调节室温至22~24℃。 4.用物　水盆（内盛50~60℃热水）、暖瓶、毛巾、一次性垫单、大毛巾、敷布、凡士林油、敷布钳、记录单、笔、免洗手消。
沟通 评估 解释	1.沟通 （1）问好、自我介绍、友好微笑、称呼恰当、举止得体、礼貌用语，选择合适话题，自然开启话题等。 （2）采用有效方法核对照护对象基本信息。
	2.评估 （1）照护对象的病情、意识状态及合作状态。 （2）照护对象的四肢活动、皮肤情况等。
	3.解释 （1）为照护对象介绍照护任务、任务目的、操作时间、关键步骤。 （2）介绍需要照护对象注意和（或）配合的内容。
	4.询问照护对象对沟通解释过程是否存在疑问，并且愿意配合。 5.询问照护对象有无其他需求，环境和体位等是否舒适，询问照护对象是否可开始操作。
流程	1.备齐物品携至照护对象床旁。露出照护对象需要湿热敷的部位，铺好一次性垫单、垫单上铺大毛巾，局部涂凡士林油，并覆盖纱布，再将敷布敷于纱布上。 2.将1块敷布浸在水盆中湿透，双手执敷布钳将敷布拧干，以不滴水为宜，抖开，在自己的手腕掌侧测试敷布温度，感觉热但不烫时放于照护对象需湿热敷的部位上，干毛巾敷在上面，以防散热过快。 3.询问照护对象有无不适应。如果照护对象感觉过热时可揭开敷布一角放出热气。 4.每3~5分钟更换一次，水盆内随时添加热水，湿热敷20~30分钟。湿热敷期间观察局部皮肤有无发红、起水疱等烫伤情况。 5.湿热敷完毕，用毛巾擦干局部皮肤，涂润肤油。 6.整理用物，洗手，记录。
注意事项	1.瘫痪、糖尿病、肾炎等血液循环欠佳或感觉不灵敏的照护对象不能使用湿热敷，以免发生意外。 2.严密观察湿热敷部位皮肤状况，防止烫伤。 3.面部热敷的照护对象，敷完30分钟后方能外出，以防受凉。
评价	1.尊重照护对象，沟通语言恰当，照护对象出现不良情绪，及时给予心理疏导。 2.操作规范、安全，达到预期目标。

任务三　腰椎间盘突出症

PPT

☞ 案例导入

案例： 病人，男，27岁，出现放射性腰痛3个月，疼痛从下腰部向臀部、大腿后方、小腿外侧足背和足外侧放射，并伴麻木感。咳嗽、排便或打喷嚏时疼痛加剧。体检：小腿肌力减弱，直腿抬高试验及加强试验阳性。

问题： 1.病人目前存在的主要问题是什么？

2.应该如何解决？

腰椎间盘突出症（lumbar disc herniation），又称腰椎间盘纤维环破裂症或腰椎间盘髓核突出症，是腰部最常见的疾病之一。本病是因腰椎间盘各部分（髓核、纤维环以及软骨板）的退行性病变并在外力作用下，导致纤维环破裂，髓核从破裂处突出而压迫腰神经根或马尾神经，从而产生腰腿部疼痛、麻木等症状。本病好发于青壮年，发病年龄多为30~50岁，男性多于女性。

【病因】

1.椎间盘退行性变　是腰椎间盘突出症的基本病因。随着年龄增长，纤维环和髓核水分减少，弹性降低，椎间盘变薄，易于脱出。

2.急性或慢性损伤　长期坐立，加之震动、颠簸，使腰椎间盘所承受压力过大导致椎间盘退变和突出。腰部过度负荷时，髓核向后移动，引起后方纤维环破裂。外伤是诱发腰椎间盘突出的重要因素。

3.遗传因素　小于20岁的青少年病人中约32%有阳性家族史。

4.妊娠　妊娠期体重突然增长，腹压增加，韧带相对松弛，腰骶部较平时承受更大的重力，增加了腰椎间盘膨出的机会。

【临床表现】

（一）症状、体征

1.症状

（1）腰痛　最常见，是大多数病人最早出现的症状，发生率约90%，表现为急性剧痛或慢性隐痛，弯腰、咳嗽、打喷嚏、排便时加重，休息后可缓解，腰痛可向下肢放射。

（2）坐骨神经痛　腰椎间盘突出多发生于$L_{4\sim5}$和$L_5\sim S_1$椎间隙，约97%的病人出现坐骨神经痛。典型的坐骨神经痛是从腰部向臀部、大腿后方、小腿外侧直到足部的放射痛。约60%的病人在打喷嚏或咳嗽时由于腹压增加而使疼痛加剧。下肢感觉障碍早期表现为痛觉敏感，病情较重者出现感觉迟钝或麻木。先腰痛后腿痛，最后腿痛重于腰痛是腰椎间盘突出症的主要临床特点。

（3）马尾神经受压症状　中央型或脱出－游离型腰椎间盘突出症常压迫马尾神经，出现大、小便障碍，鞍区感觉异常。

2.体征

（1）腰椎侧凸　是腰椎为了减轻神经根压迫所引起疼痛的姿势性代偿畸形。

（2）腰部活动受限　腰部各方向的活动均受到不同程度影响，其中以前屈受限最明显。

（3）压痛、叩击痛　在病变棘突旁侧1cm处可有深压痛、叩击痛，疼痛向下肢放射。

（4）直腿抬高及加强试验阳性　病人取平卧位，膝关节伸直，被动抬高下肢，抬高在60°以内即出现疼痛，称为直腿抬高试验阳性。缓慢降低患肢高度，待痛觉消失，再被动背曲患肢踝关节，若又出现坐骨神经放射痛，称为直腿抬高加强试验阳性。

（5）感觉减退、肌力下降及腱反射改变　L_5神经根受累时，患侧小腿前外侧和足内侧的痛、触觉减退，足趾背伸肌力下降。S_1神经根受累时，外踝附近及足外侧的痛、触觉减退，足跖屈肌力减弱，踝反射减弱或消失。马尾神经受压则肛门括约肌张力下降及肛门反射减弱或消失。

（二）并发症

1.瘫痪及大小便异常　中央型腰椎间盘突出症突出物在中央突入椎管，压迫硬膜囊，使马尾神经受损出现感觉运动障碍，临床表现为双下肢疼痛、肌肉无力麻木等。由于马尾神经有阴部神经、盆神经分支，支配会阴部肌肉及括约肌，会影响泌尿、消化系统，出现尿失禁、尿潴留以及排便无力、大便干燥等。

2.椎管狭窄　长期的腰椎间盘突出会导致病人小关节和椎板骨质增生，黄韧带肥厚，它们与突出的椎间盘共同挤压椎管内空间，使椎管狭窄。同时，神经根受到牵拉，相应部位微循环受阻，出现缺血性神经炎，从而产生腰腿痛、下肢麻木无力以及间歇性跛行等临床表现。

3.腰椎骨赘形成　骨赘多发生在退变椎间盘的相邻边缘，在椎间孔的骨赘和后纵韧带上的较大的骨赘可压迫神经根而出现腰椎间盘突出症征象。

4.脊柱侧弯　大多数病人偏向健侧，少数偏向患侧。这主要与突出物和神经根相对位置有关。如突出物在神经根的外上方时弯向健侧，而在内下方时弯向患侧，其原因为机体设法避开突出物对神经根的压迫。

（三）辅助检查

1.X线检查　X线平片可直接反映腰椎有无侧凸、椎间隙有无狭窄等。

2.CT和MRI　可显示骨性椎管形态，黄韧带是否增厚及椎间盘突出的大小、方向等，对本病有较大诊断价值。MRI还可全面观察腰椎间盘有无病变，也可通过不同层面的矢状位了解髓核突出的程度和位置，鉴别是否存在椎管内其他占位性病变。

3.肌电图检查　对定位诊断和鉴别诊断有一定帮助。

【治疗要点】

初次发作、病程较短及早期症状较轻者，可采用非手术治疗，约80%的病人可缓解或治愈。治疗措施包括绝对卧床休息、骨盆牵引、物理治疗、推拿按摩、皮质激素硬膜外注射、髓核化学溶解法、佩戴腰围等。对于急性发作并具有明显马尾神经症状，诊断明确且经系统保守治疗无效，或症状较重而影响工作和生活，或合并腰椎管狭窄症者可采用手术治疗。常用手术方式有椎板切除术和髓核摘除术、椎间盘切除术、脊柱融合术、经皮穿刺髓核摘除术。

【预防与保健】

（一）预防

腰椎间盘突出症形成的原因是多方面的，与年龄、工作性质、不良的生活习惯、劳损以及突然或连续的受到外力等原因密切相关。实践表明，通过保健的实施，对本病具有良好的预防作用。

1.尽量避免和减轻连续外力的作用　连续外力的作用会加速椎间盘的结构退化，最终诱导椎间盘突出。良好的姿势有助于减轻连续外力的作用。应注意长时间工作后，要适当活动腰部，坐着的时间不宜过长，一般工作1小时后便活动一下腰部，如有条件可散步、跑步等，有助于缓解腰部因长时间保持固定的姿势导致的腰肌疲劳。办公人员应选择符合人体生物力学的桌椅，高度要适中，不宜太低，另外，最好选择带有扶手的椅子，可以起到支撑作用。

本病在司机中发病较为常见，应尽量避免长时间开车，一般开车2小时左右，中途停车休息10~15分钟，活动一下颈部、腰部，这样可以减轻腰部负荷，以达到预防腰椎间盘突出症的目的。对于孕妇而言，由于妊娠中晚期体重的增加，再加上腹肌松弛和无力，非常容易发生腰椎间盘突出症。因此，孕妇应当注意休息，休息在很大程度上能够减轻腰部负担，睡眠时应采取侧卧位，双腿屈曲。平时要避免弯腰过多，适当做一些腰部按摩。

2.加强腰背肌肉和腹肌的锻炼　强健的腰背肌肉对腰椎有维持和保护作用，而腹部肌肉对于内脏的支撑作用可减轻腰椎的负担，所以对腰肌和腹肌的锻炼都是非常重要的。

对于青年人而言可采取下列方法。

（1）四肢伏地，腹部放置一垫子，四肢着地，双下肢固定，然后上身向上，双上肢高于地面30cm，坚持5秒钟，还原，重复10次。

（2）接上次动作，固定双手，双下肢往后用力抬高，坚持5秒钟，还原，重复

10次。

（3）取仰卧位，双髋双膝屈曲，双手抱头，缓慢抬起头，坚持5秒钟，还原，重复5次。此法可有效锻炼腰肌和腹肌的力量。

对老年人而言，由于运动功能的减退，不宜做过于剧烈的运动，不适当的运动还有可能对腰椎造成损伤。因此，老年人要注意腰部姿势和劳动姿势。如劳动过后，要休息一下，并相应地活动一下腰部，改变一下腰部姿势，动作不要过快。此外，老年人可参加一些适当的体育运动，加强腰部运动能力，如打太极拳、慢跑、做五禽戏和八段锦等，还可以针对性地进行一些腰部锻炼，如腰部伸展运动，缓慢的伸腰动作可以延展腰背部肌肉，操作方法：直立时，双脚分开与肩平宽，手放腰髋部，手掌向前。尽量将以上身躯向后伸，双手作支柱，做时双膝要保持挺直，维持这个姿势1~2秒，便回到开始的位置，每次重复练习时，必须尝试尽量将半仰的曲度比上一次更后，从而达到最大可能的伸展角度。

3.防止腰部外伤 携带重物时，需尽量避免两膝伸直弯腰来拾重物，应以屈膝下蹲动作代之，尤其是那些较少进行体力劳动者或年纪较大的人尤其应当注意。

4.饮食预防 人过中年后，骨质、骨骼都在发生退行性病理变化，食物中应多吃些含钙、铁、锌的物质，比如牛奶、豆浆、西红柿、骨头汤等。中老年人应适时适度吃些补钙和促进钙质吸收的药物、补钙的保健食品等，如钙剂、维生素D等。

5.注意防寒 应该避免不必要的受寒受湿，如常晒被褥，雨淋后及时更换衣服，经常开窗保持室内阳光充足，空气干燥。冬季尤其要注意腰部及下肢的保暖。

6.正确的睡眠姿势 长期睡眠姿势不良也可导致腰椎间盘承受压力过大。一般而言，睡姿应使头颈保持自然仰伸位最为理想，最好平卧于木板床（床垫不宜过软或太厚），使膝、髋略屈曲，可使全身肌肉、韧带及关节囊都获得最大限度的放松与休息。对不习惯仰卧者，采取侧卧位亦可，但头颈部及双下肢仍以此种姿势为佳。俯卧位无论从生物力学或从保持呼吸道通畅来看都是欠科学的，应加以改正。此外，枕头不能太高，要根据个人情况，一般5~7cm较为适当，而且枕头宽度也要适当，颈部不能悬空。

（二）保健

患有腰椎间盘突出症的病人一方面要接受正规的治疗，另一方面应加强保健工作，可以使治疗起到事半功倍的效果。

1.保持乐观的精神状态 腰椎间盘突出症的病情复杂，临床表现轻重不一，病程较长且容易反复。因此，不少病人尤其是经过多方求医问药，服药效果不佳以后，会对疾病的预后看得比较严重，容易产生悲观失望的情绪，导致病人依从性差，不能坚持正规科学的治疗。所以，作为医生来讲，应当耐心地解释，消除病人的思想顾虑；作为病人，应当树立战胜疾病的信心，培养良好的生活情趣，过分的悲观只能影响治疗的效果。

2.实施腰部自我保健按摩　按摩是我国养生保健、祛病强身的传统方法。科学实践证实，按摩可通过调节阴阳气血、协调脏腑、通经活络，达到防病治病、保健延年的目的。推拿按摩对本症既是预防发生、复发的可行方法，又是治疗的有效手段。通过腰部自我按摩，可对局部发挥通经活络、改善循环产生的良好作用。腰部自我按摩法，简单易行，安全有效。具体方法：自然盘膝于床上或端坐凳上，首先，将双掌至腰部，掌心紧贴于体表，稍许加压，进行上下抚摩数次。其次，双掌变拳，以拳背沿腰骶部两侧，由上往下实施揉、按、推、滚等手法。每种手法历时1分钟左右。再次，双手掌背部紧贴背后脊柱两侧，双手从尽可能探到最高的位置开始，向下摩擦，经肾俞穴直至尾骨，做30次。最后，在上述区域用双手掌拍打1分钟即可。

3.体育锻炼　适用于病理类型的腰椎间盘突出症病人，但根据病人临床表现的不同和疾病发展的不同阶段，应采取不同的训练方案。腰椎间盘突出早期主要锻炼腰背部肌肉，增强其力量，使腰椎稳定性加强，如此可恢复生理平衡，消除致病因素；晚期病人，在重点锻炼背部肌肉的同时，兼顾腰部和患侧下肢的功能锻炼，调整腰椎两侧及双下肢肌张力，以达到缓解症状的目的，在这一时期锻炼的幅度比早期要大一些。

（1）早期锻炼

方法一：飞燕式锻炼。取俯卧姿势，两手后伸，把头、颈、胸和两腿同时后伸起，使成反弓状。注意膝部不能弯曲，尽量在这一姿势下维持一段时间，由短而长。平卧休息一会儿再做。

方法二：腿挺腰运动。第一步，病人取仰卧位，左腿屈膝上至最大程度，持续30秒，换右腿，动作同上，还原。第二步左腿伸直向上抬高至最大程度，持续30秒，换右腿，动作同上。第三步，两臂上举，深吸气，同时双脚尖跖屈（向足心方向尽量伸直），挺腰，持续30秒，还原。以上动作，连续做5次。

方法三：昂胸运动。取俯卧姿势，双手支撑在床上，先将头起，同时用手支撑，渐渐撑起上半身，并将头尽量后伸，使胸昂起，昂胸的力一直要达到腰部为止。平卧休息一会儿再做。连续10次。

（2）晚期锻炼

方法一：仰卧架桥。病人仰卧，以两手叉腰作支撑点，两腿屈膝成90°。脚掌放在床上，以头枕部及两肘支撑上半身，成半拱桥形，挺起躯干。当挺起躯干架桥时，膝部稍向两边分开，重复10~20次。

方法二：病人取仰卧位，四肢平展。第一步，屈双膝，双上臂屈曲置于体侧，挺腰，将身体抬起，持续30秒，还原。第二步，双上臂平举，同时吸气，屈曲左膝，上身起，双手抱膝，同时呼气。第三步，动作同第二步，但抱右膝，还原。第四步，坐起，双腿伸直，双上臂伸直并前伸，双手握住双脚尖，身体尽量下伏。以上动作可多次重复。在锻炼初期有可能疼痛，因此，开始锻炼时要循序渐进，不可一蹴而就，待适应后逐渐增加运动量。运动要持之以恒，方能达到祛病防病的目的，不能急于求成。在运动过程中应当力量均匀，避免用力过猛。

4.食疗 中药历来强调药食同源，推拿、按摩、药物等辅以食疗，多种方法结合起来能够起到事半功倍的治疗效果，食疗的关键在于长期食用，才能起到良好的调理作用。

（1）胡萝卜炖羊肉

原料：羊肉1000g、花椒5g、小茴香3g、肉桂2g、盐5g、辣椒3g、生姜10g、葱20g、大蒜头、胡萝卜200g。

做法：羊肉洗净、切块，放入开水中煮2分钟，去沫，再加水适量，放入花椒、小茴香、肉桂、盐、辣椒、生姜、大蒜炖30~40分钟最后，放入胡萝卜、葱炖10分钟，即可。

功效：温阳养血，祛风散寒，除湿。

主治：腰部及下肢畏寒、怕冷、疼痛等症。羊肉为大热之品，火旺者忌服。

（2）附子粥

原料：附子15g、香米50g、蜂蜜6g。

做法：将附子、香米洗净，加水500ml，放入蜂蜜文火煮熟去附子。每日2次。

功效：温阳，散寒，止痛。

主治：腰椎间盘突出症之腰部及下肢畏寒、怕冷、疼痛等症。

（3）栗子粉糯米粥

原料：栗子粉30g、糯米50g、白芍12g、桂枝6g。

做法：加水500ml，先放入白芍、桂枝，武火煮10分钟，去渣，再放入栗子粉、糯米，文火煮熟成粥。

功效：补肾温阳。

主治：腰椎间盘突出症之腰部及下肢酸软无力、畏寒及体质虚弱、全身乏力、容易感冒者。

（4）桃仁薏苡仁粥

原料：桃仁15g、薏苡仁60g。

做法：加水500ml，放入桃仁、薏苡仁文火煮成粥。每日2次。

功效：活血通络，健脾祛湿。

主治：腰椎间盘突出症之腰部及下肢刺痛，痛有定处以及自觉酸困沉重者。

案例分析

1.病人出现放射性腰痛3个月，直腿抬高试验及加强试验阳性，考虑其发生了腰椎间盘突出症。

2.建议病人急性期绝对卧硬板床休息，必要时可给予止痛药；预防便秘发生；进行四肢关节的活动、直腿抬高练习、腰背肌锻炼和行走训练等。

参考答案

知识巩固

一、单选题

1.腰椎间盘突出症诊断的主要依据是(　　)

A.临床表现　　B.X线平片　　C.脑脊液检查

D.奎克试验　　E.椎管造影

2.关于腰椎间盘突出症的体征，不正确的是(　　)

A.腰椎侧突　　B.骶棘肌痉挛　　C.直腿抬高试验(+)

D.感觉异常　　E.臀肌萎缩

3.腰椎间盘突出症最主要的病因是(　　)

A.腰部外伤　　B.搬运重物　　C.腰椎管狭窄

D.腰椎间盘退行性病变　　E.以上都不是

4.腰椎间盘突出症最常见、最早出现的症状是(　　)

A.腰痛　　B.腰酸　　C.坐骨神经痛

D.马尾神经痛　　E.下肢无力

5.下列体位，腰椎间盘承受压力最大的是(　　)

A.站立位　　B.仰卧位　　C.俯卧位

D.直立坐位　　E.前屈坐位

二、多选题

1.腰椎间盘突出症的处理原则有(　　)

A.止痛　　B.减轻对椎间盘的压力

C.减轻对神经的压迫　　D.改善局部循环

E.改善肌肉痉挛

三、简答题

腰椎间盘突出症的症状有哪些?

书网融合……

题库

目标任务学习单

学习日期：

目标完成日期：

学习目标（明确的、可衡量、可实现的）

达成目标存在的困难/解决办法

我的学习笔记

参考文献

［1］张俊玲.常见病照护［M］.北京：中国劳动社会保障出版社，2021.

［2］陈煜.健康管理服务营销［M］.成都：西南交通大学出版社，2022.

［3］尤黎明，吴瑛.内科护理学［M］.7版.北京：人民卫生出版社，2022.

［4］乔世玲.内分泌代谢性疾病规范化诊治与护理方案［M］.吉林：吉林大学出版社，2022.

［5］丁淑贞，丁全峰.神经内科临床护理［M］.北京：中国协和医科大学出版社，2020.

［6］沈梅芬，徐岚.神经系统疾病护理实践手册［M］.北京：清华大学出版社，2015.

［7］例建安，张通.脑卒中康复治疗［M］.北京：人民卫生出版社，2019.

［8］李乐之，路潜.外科护理学［M］.7版.北京：人民卫生出版社，2021.

［9］贺西京，朱悦.运动系统与疾病［M］.2版.北京：人民卫生出版社，2021.

［10］李瑞，刘雪莲，杨瑛.泌尿外科专科护理服务能力与管理指引［M］.沈阳：辽宁科学技术出版社，2021.

［11］陈江华，王子明，魏强.泌尿系统与疾病［M］.2版.北京：人民卫生出版社，2022.

［12］刘楠，李卡.康复护理学［M］.5版.北京：人民卫生出版社，2022.

［13］中华医学会骨质疏松和骨矿盐疾病分会.原发性骨质疏松症诊疗指南（2022）［J］.中国全科医学，2023，26（14）：1671-1691.

［14］中华医学会神经病学分会帕金森病及运动障碍学组，中国医师协会神经内科医师分会帕金森病及运动障碍学组，中华医学会神经病学分会神经心理与行为神经病学学组.帕金森病痴呆的诊断标准与治疗指南（第二版）［J］.中华神经科杂志，2021，54（8）：762-771.

［15］中华中医药学会糖尿病基层防治专家指导委员会.国家糖尿病基层中医防治管理指南（2022）［J］.中华糖尿病杂志，2023，15（2）：100-117.